LES

PARALYSIES

DE LA

COQUELUCHE

PAR

Le Dr Paul VALENTIN

DE L'UNIVERSITÉ DE PARIS
ANCIEN EXTERNE DES HOPITAUX
MÉDAILLE DE BRONZE DE L'ASSISTANCE PUBLIQUE

PARIS

VIGOT FRÈRES, ÉDITEURS

23, PLACE DE L'ÉCOLE-DE-MÉDECINE, 23

1901

LES

PARALYSIES

DE LA

COQUELUCHE

PAR

Le Dr Paul VALENTIN

DE L'UNIVERSITÉ DE PARIS

ANCIEN EXTERNE DES HOPITAUX

MÉDAILLE DE BRONZE DE L'ASSISTANCE PUBLIQUE

PARIS

VIGOT FRÈRES, ÉDITEURS

23, PLACE DE L'ÉCOLE-DE-MÉDECINE, 23

1901

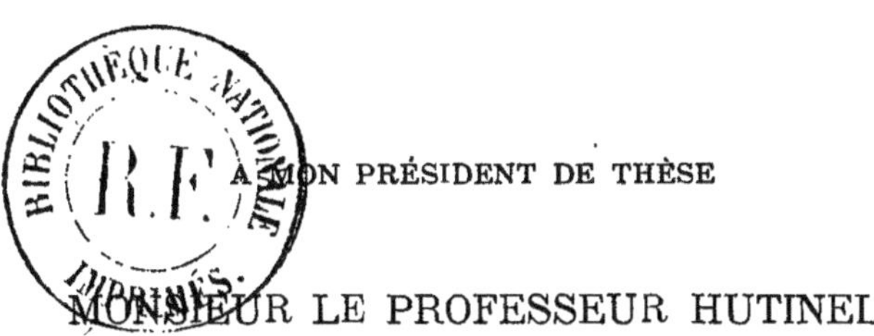

A MON PRÉSIDENT DE THÈSE

MONSIEUR LE PROFESSEUR HUTINEL

Membre de l'Académie de Médecine
Médecin de l'hospice des Enfants-Assistés.

PRÉFACE

Un cas de paralysie au cours d'une coqueluche observé
par notre maître, M. le docteur Guinon, médecin de
l'hôpital Trousseau ; une autre observation inédite d'un
cas analogue, que notre maître M. le docteur Ch. Leroux,
médecin chef du dispensaire Furtado-Heine, a eu l'ama-
bilité de mettre à notre disposition, ont été le point de
départ de ce travail. Ajoutant ces deux observations à
la collection des faits de ce genre que nous avons pu
trouver dans la littérature médicale, nous nous sommes
efforcés d'établir le tableau clinique des paralysies de la
coqueluche, et de démêler, par l'étude des phénomènes,
la pathogénie de ces complications parfois si redouta-
bles, encore bien peu connues en France, et qui nous
semblent cependant être beaucoup plus fréquentes encore
que l'énumération des cas signalés pourrait faire croire.

Avant d'aborder l'étude de notre sujet, il nous reste
un devoir bien cher à remplir. Nous ne voulous pas terminer nos études médicales sans adresser notre hommage
respectueux à ceux qui furent nos maîtres dans les hôpitaux et nos guides dans tout le cours de ces études.

Le regretté professeur Hanot, médecin de l'hôpital
Saint-Antoine ;

M. le professeur Berger, médecin de l'hôpital Baujon ;

M. le docteur Broca, professeur agrégé, chirurgien de l'hôpital Tenon ;

M. le docteur Boissard, médecin de la maternité de l'hôpital Tenon ;

nous ont prodigué leur enseignement.

M. le docteur Klippel, médecin de l'hospice Debrousse ;

M. le docteur Polaillon, professeur agrégé, chirurgien honoraire de l'Hôtel-Dieu ;

M. le docteur J.-L. Championnière, chirurgien de l'Hôtel-Dieu ;

M. le docteur Ménétrier, professeur agrégé, médecin de l'hôpital Tenon ;

M. le docteur L. Guinon, médecin de l'hôpital Trousseau ;

nous ont fait l'honneur de nous agréer comme externe dans leurs services ;

Nous avons eu enfin l'honneur d'être l'interne de M. le docteur Dubuisson, médecin chef de l'asile Sainte-Anne ; et de M. le docteur Ch. Leroux, médecin chef du dispensaire Furtado-Heine.

Nous avons toujours trouvé chez tous un accueil bienveillant et affectueux qui nous a profondément touché, et dont nous leur serons toujours reconnaissant. C'est à eux que nous devons les connaissances médicales que nous possédons, qu'ils daignent agréer ici l'expression de tous nos remercîments.

M. le professeur Hutinel nous a fait le grand honneur d'accepter la présidence de notre thèse, nous l'en remercions profondément.

INTRODUCTION

Le temps n'est plus, où Trousseau pouvait dire : « La
« nature de la coqueluche a été diversement appréciée,
« pour les uns c'est une névrose, pour les autres c'est
« un catarrhe, en réalité c'est l'un et l'autre... »

Maladie épidémique et contagieuse, à marche cyclique,
conférant l'immunité contre une nouvelle atteinte, la
coqueluche doit être et est aujourd'hui sans aucune
contestation placée dans la classe des maladies infectieuses.

Cette théorie de la coqueluche maladie infectieuse
n'est pas nouvelle. A la fin du xviiiᵉ siècle déjà, Rosen
attribuait la maladie à l'irritation des nerfs par des
insectes pénétrant dans les voies respiratoires et l'esto-
mac ; et Bœhme la considérait comme l'effet d'un
miasme se portant dans les interstices celluleux des nerfs.
Plus récemment, et cependant avant les découvertes de
Pasteur qui ont révolutionné la pathologie générale, et
toutes les théories pathogéniques d'alors, nous voyons
Frank, Neumann, Rokitanski, Volz, Trousseau, se rattacher à l'idée d'une infection. Trousseau disait : «... C'est

une maladie d'une espèce à part, c'est un catarrhe spécifique ;... il ne peut y avoir en effet contagion sans un
germe de nature spéciale... »

Quel est ce germe spécial ?

Aujourd'hui nous disons, quel est ce microbe ? En
quel point de l'organisme doit-on l'aller chercher ?

Les uns en font une infection générale avec localisa-
tion sur les voies respiratoires, une sorte de rougeole
ou de scarlatine dont l'éruption se ferait sur la trachée
et le larynx. D'autres plus nombreux, localisent l'infection sur le larynx ou les bronches, ou même dans les
fosses nasales.

En ce qui concerne l'agent infectieux même, on devine
facilement que l'accord n'est pas fait davantage. Affana-
sieff et son élève Semtschenko en font un bacille ;
Ritter (de Berlin) et Galtier (de Lyon) incriminent l'un
et l'autre, un diplocoque : est-ce le même ? Deichler
(congrès de Brême, 1890) et Kourlow (Wratch, 1896)
décrivent comme agents spécifiques des protozoaires à
cils vibratils. Enfin Cavasse (th. de Paris, 1899) dit avoir
toujours trouvé dans l'expectoration des coquelucheux
une bactérie bipolaire qu'avait déjà décrite Czaplewski ;
mais il n'a jamais pu se procurer la preuve de sa spéci-
ficité.

Nous ne nous appesantirons pas sur cette question ;
mais si nous devons encore nous contenter d'enregistrer
la nature infectieuse de la maladie, nous pouvons profi-
ter des renseignements que nous fournit la pathologie
générale des infections pour nous aider à étudier et comprendre les phénomènes morbides que nous observons

en clinique, afin d'y remédier dans la mesure du possible. La coqueluche, en effet, doit être traitée avec un soin extrême. C'est à tort qu'on la considère le plus souvent comme une maladie de peu d'importance, qui ne prend de gravité que par ses complications. Par elle-même, par la virulence de l'infection, elle peut prendre un caractère de gravité extrême, et si des complications surviennent, c'est justement à cause de cette virulence, c'est parce que la coqueluche est grave qu'elle provoque des accidents graves.

On voit surtout en étudiant les complications nerveuses de cette affection combien nette se montre sa nature infectieuse, et jusqu'à quel point de virulence l'agent de l'infection peut atteindre. Comme dans les maladies infectieuses les mieux caractérisées, tout le système nerveux central et périphérique peut en effet subir directement ou indirectement l'action de la toxine de la coqueluche : la motilité, la sensibilité générale ou spéciale, les facultés psychiques peuvent présenter des désordres considérables.

De tous ces désordres, nous ne retiendrons ici que les paralysies. Néanmoins une revue rapide de toutes les autres complications nerveuses nous semble indiquée dès l'abord pour bien fixer la place qu'occupent au milieu d'elles les paralysies. Aussi bien nous aurons à nous y reporter en étudiant la pathogénie de ces dernières.

Dans cette étude des accidents nerveux de la coqueluche, nous devrions faire rentrer en première ligne la quinte même, accident nerveux au premier chef, convulsion localisée à l'appareil respiratoire ; mais dans l'ignorance où nous sommes de l'agent causal de l'affection, la quinte constitue pour nous essentiellement la maladie, et doit être mise en dehors des autres phénomènes.

Psychoses et névroses. — Ce sont des accidents rares, tout au moins peu connus.

Le *délire* dans la coqueluche est d'observation très ancienne. On le trouve déjà mentionné par Rosen à la fin du xviiie siècle, et depuis on le voit relaté dans nombre d'observations, mais on ne trouve guère de détails précis à son sujet. D'ailleurs les enfants très jeunes comme sont presque toujours les coquelucheux réagissent généralement aux infections par des convulsions plutôt que du délire.

Les observations de *psychoses* proprement dites, sans présenter beaucoup plus de détails, sont par contre bien moins nombreuses. Un cas de démence chez une petite fille de 5 ans 1/2 a été observé par Meschede ; Ferber a noté des idées hypochondriaques chez une petite fille de 9 ans ; Mœller a vu une jeune fille de 13 ans présenter des hallucinations pendant sa coqueluche. Enfin dans nos observations nous verrons un cas de mélancolie (nº 42) et trois exemples d'imbécillité consécutive à la coqueluche (nº 4, 41, 60).

Ferber a vu deux fois l'*hystérie* survenir à la suite de la coqueluche chez une fille de 5 ans et chez un garçon de 7 ans. L'*épilepsie* accompagne assez souvent les paralysies de la coqueluche, nous en trouvons quatre cas dans nos observations (nº^s 20, 35, 36, 41). Il n'est pas jusqu'à la chorée qui ne puisse avoir la coqueluche pour point de départ. Un exemple en fut observé par notre ami le docteur Mallet alors qu'il était externe à l'hôpital de la Porte d'Aubervilliers, dans le service du docteur Roger ; et dans la 29ᵉ observation on voit une chorée débuter dans le côté hémiplégié.

Aux névroses on doit enfin rattacher cette tendance singulière qu'ont les enfants, après la guérison de leur coqueluche, à prendre pendant longtemps, un an et au-delà, une toux quinteuse sitôt qu'ils contractent le moindre rhume.

Il est probable que dans la majorité de ces cas, l'infection coquelucheuse n'a fait que réveiller une diathèse latente. Dans l'observation de Marie (20) l'hérédité névropathique est assez nette.

L'anatomie pathologique de ces complications n'existe pas. Pour le seul cas de Mœbius (42) on voit surgir l'hypothèse d'une sclérose cérébrale basée sur la coïncidence de la mélancolie avec une hémiplégie complète; mais ce n'est qu'une hypothèse.

Troubles moteurs et sensitifs. — Ici nous laisserons de côté naturellement les paralysies.

Convulsions. — Les convulsions sont externes ou internes.

Les convulsions externes peuvent être généralisées, ou se localiser à une portion de l'individu : la face, un membre, la moitié du corps. On peut citer à cette occasion les curieuses observations de crampes relatées par Barthez et Sanné, et par Cadet de Gassicourt, dans lesquelles on voit le spasme se localiser à un ou plusieurs muscles déterminés.

Nous trouvons un exemple typique de convulsions généralisées dans l'observation suivante :

1. Convulsions, coma, paralysie faciale, mort avec hyperthermie pendant la période des quintes. — Cadet de Gassicourt (*Traité clinique des maladies de l'enfance* 2ᵉ éd. t. ɪɪ p. 325), — « Un petit garçon de trente mois entre dans mon service avec une coqueluche datant de trois semaines. Cinq jours avant son entrée à l'hôpital, les quintes ont beaucoup augmenté d'intensité ; elles sont assez rares, il est vrai, puisque leur nombre n'est que de sept à huit par jour, mais elles durent longtemps ; quelques-unes même provoquent une cyanose intense de la face et des extrémités, à la suite de laquelle l'as-phyxie semble imminente.

Il y avait six jours que l'enfant était à l'hôpital, lors-qu'un soir, à six heures, il est pris d'une quinte plus vio-lente encore que les autres et d'un accès de suffocation prolongé qui fait croire à une terminaison promptement funeste. Il ne meurt pas cependant, mais après cet accès, il tombe dans un état comateux, pareil à celui qui suc-cède aux attaques éclamptiques ou épileptiques. Ce coma se prolonge pendant une demi-heure environ puis il est brusquement interrompu par une attaque d'éclampsie parfaitement caractérisée avec fixité du regard, convul-sions toniques des quatre membres, trismus violent (une dent est brisée par la contractures des mâchoires), mor-sure de la langue, mousse sanguinolente aux lèvres, etc.

En moins de trente-six heures, il a eu vingt attaques et dans l'intervalle qui les sépare il tombe dans l'assou-pissement et le demi-coma. Vers midi les attaques cessent, mais l'enfant ne reprend pas connaissance, puis à trois heures du soir, les convulsions éclatent de nouveau et se prolongent presque sans interruption jusqu'à deux heures du matin.

A partir de ce moment, l'enfant épuisé cesse d'être tordu par les grandes attaques ; on n'observe plus que des mouvements saccadés des globes oculaires, de légères secousses des membres et la déviation de la commissure labiale gauche ; d'heure en heure l'affaissement augmente, et le petit malade s'éteint sans nouveaux symptômes, à cinq heures du matin.

Quarante-huit heures s'étaient écoulées depuis le début des accidents jusqu'à la mort.

La marche de la température a été assez intéressante à étudier. Au début des accidents 38º4, rapidement elle s'est élevée à 40º4, où elle s'est maintenue pendant vingt-quatre heures, pour monter brusquement à 42º6, un quart d'heure avant la terminaison.

Autopsie. — L'examen macroscopique a fait constater seulement une congestion assez vive des méninges cérébrales et médullaires au niveau du bulbe avec hyperhémie marquée de la substance grise du cerveau. Il n'y avait pas de tubercule. L'examen microscopique n'a pas été fait. »

On trouve réunis dans cette observation presque tous les caractères des attaques éclamptiques qu'on voit survenir au cours de la coqueluche : étiologie, symptomatologie, marche, durée, pronostic.

Les convulsions de la coqueluche apparaissent en effet surtout chez les enfants en très bas âge et, ainsi que nous verrons le fait se produire pour toutes les complications de cette maladie, toujours elles apparaissent dans le cours de coqueluches graves, que cette gravité se manifeste par le nombre des quintes, par leur intensité ou par la facilité avec laquelle la maladie se complique d'affections pulmonaires ou autres.

Comme le font observer Barthez et Sanné, et Cadet de Gassicourt se rattachant à cette opinion, c'est lorsque les quintes sont installées depuis longtemps déjà, entre le 18e et le 35e jour de la maladie, en moyenne, qu'on les voit survenir.

« Le plus souvent ces convulsions sont générales et véhémentes, mais quelquefois elles sont d'abord légères et ne prennent toute leur force qu'au bout de quelques heures. Tantôt elles éclatent dans l'intervalle des quintes sans cause prochaine apparente, tantôt elles leur succèdent immédiatement comme une généralisation de la convulsion laryngée. » (Barthez et Sanné. *Traité des maladies de l'enfance*.) Quand elles surviennent entre les quintes, elles peuvent être précédées d'une aura qui peut être de l'agitation, de l'énervement ou au contraire de l'assoupissement, une sorte de coma. Tschallener (cité par Meisner) a observé une fille de 12 ans dont les convulsions apparaissaient chaque jour au même moment et durant plusieurs heures. Une pareille régularité est tout à fait exceptionnelle. Les attaques se répètent à intervalles plus ou moins éloignés, quelquefois même se succèdent sans interruption.

Trousseau raconte le cas d'un enfant qui dans le cours d'une coqueluche eut chaque jour un ou deux accès for-

-més d'une série d'attaques subintrantes, c'est-à-dire, se succédant de telle sorte que le paroxysme précédent n'était pas encore terminé quand le suivant commençait ; le grand accès durant ainsi sans la moindre interruption pendant deux, trois et même quatre heures.

Entre les attaques, l'enfant peut recouvrer sa gaîté mais le fait est rare, il reste le plus souvent abattu, prostré, quand il ne tombe pas dans un coma absolu qui peut d'ailleurs parfois avoir précédé l'apparition des phénomènes convulsifs. Convulsions, coma, mort sont en effet trois mots bien souvent associés dans les observations de coqueluche grave. Non que ces convulsions soient nécessairement fatales ; on voit des enfants recouvrer complètement la santé après des séries d'attaques très graves ; mais le pronostic est le plus souvent très mauvais, la mort survient à la deuxième ou à la troisième attaque, rarement elles tardent plus de 48 heures à venir délivrer le patient. Ou bien si celui-ci en réchappe, c'est avec des paralysies plus ou moins durables qui parfois lui laisseront des contractures, des déviations, une infirmité incurable.

Au point de vue pathogénique il faut classer les convulsions de la coqueluche en trois catégories :

1° Les convulsions qui apparaissent ici, comme on en voit survenir fréquemment chez les enfants prédisposés, dans toutes les maladies infectieuses ;

2° Celles qui annoncent une complication pulmonaire ou apparaissent sous son influence ;

3" Enfin celles qui sont liées à une lésion cérébrale inflammatoire ou simplement mécanique.

Nous n'insisterons pas davantage sur ce sujet, devant y revenir longuement à propos de la pathogénie des paralysies.

Spasme de la glotte. — Les convulsions internes donnent naissance à ce phénomène que M. Du Castel (*Thèse de Paris*, 1872) a décrit sous le titre de spasme de la glotte, et dont M. Bouniol a repris l'étude dans sa thèse de 1894.

Le spasme de la glotte est en somme une complication rare, puisque M. Bouniol n'a pu en réunir que neuf observations.

C'est toujours au cours de coqueluches graves qu'il s'est montré et exclusivement chez de très jeunes enfants. (Aucune observation au-dessus de quatre ans.) La dimension du larynx rend d'ailleurs un semblable accident bien plus difficile chez les sujets plus âgés. Il apparaît ordinairement pendant la période d'état, mais parfois aussi vers la fin de la période de début. Le plus souvent c'est pendant une quinte que l'accès se produit : « La quinte débute comme d'ordinaire... Soudain les inspirations deviennent de moins en moins bruyantes en même temps qu'elles se répètent plus fréquemment, puis la glotte se ferme complètement. L'inspiration et l'expiration sont impossibles malgré les violentes contractions des muscles respirateurs... »(Observation de M. Bouniol.) D'autres fois l'accès survient en dehors des quintes.

M. Du Castel raconte le cas d'un enfant qu'il vit, au moment où il l'examinait, s'asseoir, soudain, la respiration complètement immobilisée. D'autres fois enfin on voit le spasme se substituer à la quinte, qui évolue à peu près normalement,quand la vie, un instant suspendue, reprend son cours. (Observation Baumel, in *Revue des maladies de l'infance*, 1889.)

Pendant la crise l'aspect de l'enfant est horriblement pénible à voir : « le petit malade cyanosé, se raidit; les membres et le tronc sont transformés en une tige rigide; les dents sont serrées, les yeux convulsés en haut » (obs. Bouniol); ou bien il est pris rapidement de syncope, et on n'a devant soi qu'un cadavre violacé.

Ces accès de spasme de la glotte sont très graves. Certains enfants sont enlevés par la première attaque. Un malade de M. Du Castel fut pris d'un quinte violente au milieu de laquelle la respiration se suspendit et il mourut avec tous les signes de l'asphyxie sans que rien n'eût permis de prévoir cette fin brusque de la maladie. Quelquefois l'enfant surmonte les premières attaques. Au moment où l'asphyxie paraît imminente, « l'enfant fait un léger mouvement inspiratoire, suivi d'un nouvel arrêt de la respiration; enfin il se produit un mouvement inspiratoire profond, et la quinte de coqueluche reprend comme une quinte normale ». Baumel ne vit sa petite fille revenir à la vie qu'après une demi-heure ou trois quarts d'heure de respiration artificielle. En tous cas il est rare que l'enfant surmonte la deuxième ou la troisième attaque; car s'il n'est pas tué par l'asphyxie, il meurt au milieu d'accidents comateux, convulsifs ou paralytiques consécutifs, et on trouve dans ces cas de la congestion ou des hémorrhagies dans les méninges et le cerveau. Bouniol et Baumel ont cependant vu leurs malades guérir définitivement.

On attribue généralement à la suffocation que provoque
ce spasme de la glotte, auquel s'associe toujours une contraction tonique de tous les muscles expirateurs, les cas
de mort subite observés dans la coqueluche. Il s'en faut
cependant qu'il en soit toujours ainsi, Rilliet et Barthez ont observés deux cas d'œdème de la glotte confirmés par l'autopsie, qui s'étaient caractérisés par de la
suffocation, au point qu'on dut pratiquer la trachéotomie. Lœschner (*Prager Vierteljahrschrift*, 1848, t. i) a
observé deux cas de mort subite au cours de la coqueluche par apoplexie, chez des enfants porteurs de lésions
cardiaques. Et puis, « certains enfants meurent d'une
syncope, d'un arrêt subit du cœur, l'asphyxie étant
reléguée au second plan. C'est ainsi que Rondot a vu
mourir subitement un coquelucheux qui avait une canule
à trachéotomie et chez lequel le spasme de la glotte ne
pouvait avoir d'effet. » (Comby. *Traité des mal. de l'enf.*,
t. i, p. 302). Wintrich a d'ailleurs démontré expérimentalement qu'une série d'inspirations énergiques et précipitées peut arrêter le cœur en diastole.

Sclérose en plaques. Maladie de Friedreich. — A
côté de ces phénomènes convulsifs, nous placerons les
cas de sclérose en plaques consécutifs à la coqueluche,
rapportés par Barthez et Sanné (*Traité clinique des maladies de l'enfance*), par Sparks (*Méd. Times and Gaz.*,
H., T. II. 1877), par M. Variot (*Journal de clinique et de
thérapeutique infantile*, 1899. n° 3), enfin, le cas de maladie de Friedreich rapporté par M. Variot (*Jour. de
clin. et thérap. inf.*, 1898) n° 24. Le nombre des faits est

encore trop minime pour qu'on en puisse donner un tableau d'ensemble.

TABLEAU RÉSUMÉ DES ACCIDENTS NERVEUX
DE LA COQUELUCHE

I *Psychoses*	Délire. Hallucinations. Mélancolie. Hypochondrie. Imbécillité. Démence.				
II *Névroses*	Hystérie. Epilepsie. Chorée. Toux convulsive consécutive.				
III *Troubles moteurs*	Convulsions	Externes. Internes.	Eclampsie. Crampes. Spasme de la glotte		Coma
	Paralysies motrices	Paraplégies. Hémiplégies Monoplégies Aphasie	complètes { alternes directes } incomplètes.		Mort subite
IV *Troubles sensitifs*	Anesthésies. Surdité. Cécité.				
V	Sclérose en plaques. Maladie de Friedreich.				

HISTORIQUE

L'étude des paralysies de la coqueluche est de date
toute récente, quoique Sydenham faisait déjà remarquer
au XVIIᵉ siècle, que les enfants atteints de coqueluche
pouvaient présenter de la difficulté à marcher.

En France, plusieurs auteurs en publient des observations qui restent éparses dans la littérature: Rilliet
et Barthez (1844); Trousseau (1866); Piron (1868); Cadet
de Gassicourt (1882); J. Simon (1883); P. Marie (1885);
Moussous (1891); mais, dans toutes ces observations, les
paralysies ne sont guère relatées que comme un épiphé-
nomène, et restent presque toujours au second plan.

Dans les grands traités de pathologie les plus récents,
ces complications sont citées comme ayant été observées
mais n'arrêtent pas l'attention des auteurs.

En 1897, Michel, dans sa thèse, à propos d'une observation personnelle, s'attache à la question d'une façon
plus spéciale; mais il faut arriver à l'important travail
de notre maître, M. le docteur Ch. Leroux, pour voir
les paralysies de la coqueluche se classer définitivement
dans la pathologie. Se basant sur 38 observations réu-

nies par lui, il étudie la symptomatologie, l'anatomie pathologique et la pathogénie de ces paralysies et aboutit à des conclusions que confirment de plus en plus les travaux plus récents. Depuis, M. Horveno a repris le sujet dans sa thèse en 1899.

Les auteurs étrangers se sont intéressés bien davantage à la question. En dehors des observations isolées dans la littérature, que nous rapportons plus loin, nous trouvons sur le sujet des travaux importants de Mac-Kerron, Marshall, Jacoby, Craig en Angleterre et en Amérique, de Mœbius, Fritzche, Neurath, Luce, Schreiber, Wiesinger, Hockenjos en Allemagne et en Autriche (1).

(1) Pour la traduction des ouvrages étrangers. notre excellent ami le docteur G. de Clerambault, avec une obligeance jamais lassée, a bien voulu mettre à notre disposition sa connaissance approfondie des langues anglaise et allemande : nous le prions d'agréer ici nos remerciements bien sincères. — P. V.

ÉTIOLOGIE

Les paralysies de la coqueluche, sans être très fréquentes, sont loin d'être rares. Nous en avons réuni 79 observations. Pour se rendre compte de la valeur de ce chiffre
il faut se reporter aux dates où ces observations ont été
publiées.

Nous trouvons :

> 25 cas antérieurs à 1880
> 18 cas de 1880 à 1890
> 10 cas de 1890 à 1895
> 30 cas de 1895 à nos jours

On voit donc que plus de la moitié des cas relatés ont
été observés dans ces onze dernières années. En six ans
nous voyons trente cas rapportés. C'est qu'on commença
à observer des paralysies dans la coqueluche quand on
sut qu'il en existait, et il est bien certain que beaucoup
d'exemples en ont été passés sous silence, soit comme
faits insolites, par suite sans intérêt, soit parce que la
relation de la paralysie avec la coqueluche n'avait pas
frappé les observateurs.

C'est surtout pendant les six premières années de la vie qu'on voit survenir ces complications. Plus des 2/3 des cas en effet ont été observés avant l'âge de six ans révolus, avec un premier maximum entre deux et trois ans, un autre maximum plus élevé entre cinq et six ans, et enfin un minimum pendant la première année (un seul cas, et chez un enfant déjà âgé de dix mois). Après six ans le nombre des cas diminue rapidement pour devenir une rareté à partir de dix ans.

Dans le relevé de nos observations nous trouvons en effet sur 62 cas où l'âge de l'enfant est mentionné :

<pre>
Dans la 1re année   1 cas
  »   2e   »   7 »
  »   3e   »   11 »
  »   4e   »   8 »
  »   5e   »   5 »
  »   6e   »   14 »
  »   7e   »   3 »
  »   8e   »   4 »
  »   9e   »   4 »
à 12 ans   1 »
Chez des adultes   4 »
</pre>

En face de ce tableau nous devons mettre la statistique de West, portant sur 1367 cas de coqueluche et qui donne 41,2 % pendant les deux premières années.

<pre>
15,5 %   »   les 3e et 4e   »
36,5 %   »   la 5e année.
 5,5 %   »   les 6, 7, 8, 9 et 10e années.
 1,6 %   après la 10e année.
</pre>

La concordance presque parfaite de ce tableau avec celui que nous avons dressé plus haut nous permet d'affirmer le peu d'influence de l'âge dans la genèse des paralysies de coqueluche en dehors de celle qu'il a sur l'éclosion de la coqueluche même.

Au sujet de l'influence du sexe nous n'allons pas trouver tout à fait le même résultat. Trente fois dans nos observations le sexe du malade reste indéterminé. Sur les 50 cas où il en est fait mention nous trouvons 17 garçons pour 33 filles, à peine la moitié.

Or si nous savons que la coqueluche frappe plus souvent les filles que les garçons, bien moindre apparaît la différence dans les diverses statistiques. Blache sur 130 coquelucheux trouvait 69 filles pour 61 garçons. Kronenberg (de Moscou) sur 182 cas de coqueluche rencontrait 82 garçons et 100 filles. Dans la statistique de West, la plus complète, qui porte sur plus de 1300 coqueluches, on trouve 55,3 0/0 de filles et 44,7 0/0 de garçons.

Il semble donc que les enfants du sexe féminin sont plus sujets à présenter des paralysies que ceux du sexe masculin.

Cette conclusion concorde d'ailleurs parfaitement avec les données du travail de West où l'on voit que la coqueluche prend plus souvent de la gravité chez les filles. Sur les 36 cas mortels observés, 21 eurent lieu chez des filles, et 13 seulement chez des garçons.

Nous ne trouvons guère de renseignements dans les observations nous permettant d'apprécier l'influence saisonnière et climatérique sur l'éclosion de paralysies chez les coquelucheux.

Il semblerait cependant que les cas en fussent plus fréquents en Allemagne qu'en France.

Mais ce qui a la plus grande influence sur la genèse de ces complications, la cause prédisposante qui prime toutes les autres, c'est le caractère de gravité de la coqueluche. Dans presque toutes les observations où l'intensité de l'infection est notée nous voyons que la coqueluche s'était fait remarquer par le nombre des quintes, l'intensité des paroxysmes, la longue durée de la maladie. Les enfants résistaient mal à l'infection ; ils restaient fatigués, abattus, même en dehors des quintes. Dans d'autres cas la gravité de la maladie découlait de l'état de moindre résistance où se trouvait le petit patient par son mauvais état général, ou par le fait des maladies antérieures. Enfin des phénomènes inflammatoires du coté du poumon ou du tube digestif étaient venus associer leurs effets nocifs à ceux de la coqueluche.

Une seule fois, dans l'observation de Mac-Kerron (n⁰ 35), nous voyons une coqueluche de moyenne intensité ; et encore les antécédents de l'enfant, son état général ne sont pas mentionnés.

SYMPTOMATOLOGIE

Début. — On n'observe les paralysies de la coqueluche que lorsque les quintes sont installées depuis un
certain temps déjà, lorsque l'infection a eu le temps
d'agir et de travailler le malade. Sur les 35 observations
où nous trouvons l'époque où apparut la complication,
nous ne voyons que deux fois la paralysie survenir à la
fin de la deuxième semaine. Daus la majorité des cas
la coqueluche évoluait depuis cinq ou six semaines,
quatre fois la maladie durait depuis trois mois ; une fois
depuis six mois. Dans un sixième des cas même, la
paralysie ne se montra qu'à la période de déclin, lorsque la toux avait perdu son caractère quinteux, au moment où on pouvait croire la maladie virtuellement terminée.

Le mode de début de ces paralysies est essentiellement variable et varié. On peut voir la paralysie
évoluer d'une façon graduellement progressive, de la
parésie légère jusqu'à l'impotence absolue, prenant
d'abord un membre, puis un autre; mais le plus souvent elles s'installent brutalement et de suite avec au

complet tous leurs caractères d'étendue et d'intensité.
Alors c'est parfois à l'occasion d'une quinte violente
qu'on les voit apparaître, s'accompagnant ou non de
phénomènes convulsifs et comateux. Mais bien plus
généralement (dans les trois quarts des cas) elles sont
indépendantes des quintes. Leur apparition peut être
précédée d'un cortège de phénomènes cérébraux très
graves : l'enfant qui jusque-là n'avait rien présenté de
particulier, ou qui dans d'autres cas souffrait de la tête
depuis quelque temps, est soudain pris de mouvements
convulsifs, de délire. La température s'élève, il vomit,
ses sphincters se relâchent, sa face grimace, ses yeux
pivotent en tous sens dans l'orbite, donnant à son visage
un aspect à la fois terrible et misérable. Entre les accès,
au milieu de l'état comateux plus ou moins accentué
qui s'empare du patient, voilà qu'on s'aperçoit que l'un
de ses membres ne fonctionne plus, que tout un côté est
paralysé, que les traits de son visage sont tirés à droite
ou à gauche, et dans certains cas, quand la conscience
renaît, l'enfant est aphasique.

Ces convulsions qui accompagnent l'apparition des
paralysies peuvent les avoir précédées de beaucoup :
Dans l'observation de Schreiber, nous voyons des convulsions apparaître sous l'influence d'une coqueluche
grave et ce n'est que bien plus tard que soudain à l'occasion d'une forte quinte survient la paralysie. Dans
d'autres cas enfin, les phénomènes convulsifs ne se
montrent que lorsque la paralysie est déjà installée
depuis un certain temps. Alors ou bien on voit l'enfant
tout à coup pris de somnolence, de stupeur ; il tombe

dans le coma et à son réveil on le trouve paralysé, ou bien la paralysie s'installe soudainemennt sans se faire annoncer par des convulsions ou du coma, et c'est à table, ou au milieu de leurs jeux que les petits malades perdent tout à coup l'usage de leurs membres, et même de la parole.

Variétés. — La même variété règne entre les genres de paralysies observées. On rencontre des monoplégies, des hémiplégies complètes ou incomplètes, avec ou sans aphasie, des paraplégies : les muscles du pharynx et du larynx, ceux du tronc et du cou, les réservoirs et leurs spincters peuvent être intéressés.

Dans l'observation de Moussous (78), nous verrons que le diaphragme et le cœur étaient à peu près les seuls muscles qui aient conservé leur fonctionnement.

Comme paralysies de la sensibilité, on a rencontré des anesthésies, de la cécité, de la surdité.

Dans l'étude de ces paralysies nous suivrons la classification de M. Ch. Leroux, plus scientifique que la classification symptomatique, et nous passerons successivement en revue les paralysies cérébrales, bulbo-protubérantielles, médullaires, périphériques. Les cas de sclérose en plaques qui composent le groupe cérébro-spinal de M. Leroux nous semblent constituer une entité morbide assez distincte pour être distraite des paralysies.

Paralysies cérébrales. — Ce sont les plus nombreuses. Dans cette classe rentrent 62 de nos observations; ce qui fait 77, 5 %. Elles peuvent apparaître progressivement sans concomitance de phénomènes cérébraux, soit d'une façon rapide (obs. Leroux, n° 20) soit au contraire lentement, peu à peu (obs. Mœbius, n° 42).

Dans l'observation de Kassirer (n° 58), après apparition brusque d'une hémiplégie gauche on voit apparaître et croître progressivement une hémiplégie droite, cependant que le côté gauche reprend son fonctionnement. Mais d'une façon à peu près générale ces paralysies cérébrales débutent brusquement. On peut les voir rester à l'état de paralysies molles, mais elles peuvent aussi manifester des contractures précoces. Ce sont elles surtout qui s'accompagnent des phénomènes cérébraux graves dont nous avons parlé.

Les convulsions peuvent se localiser dans le côté paralysé. Dans l'observation de Marshall (18) on voit les convulsions envahir tout le côté droit tandis que l'hémiplégie, restait cantonnée dans la zone supérieure (bras, face, langage). Quelquefois elles débutent par le côté paralysé et ce n'est que secondairement qu'elles se généralisent.

Les élévations de température sont notées assez fréquemment. Cette hyperthermie, assez rapide dans son apparition, atteint facilement 39°, quelquefois 40° ; Cadet de Gassicourt, cité plus haut, a trouvé 42°6.

Les vomissements se voient aussi dans certains cas, et ce ne sont plus les vomissements qui, si fréquemment suivent les quintes, ils se produisent tout à fait en dehors d'elles, en dehors de l'alimentation, sans effort ni douleurs apparentes le plus souvent, avec, en un mot, tous les caractères des vomissements de cause cérébrale.

Comme paralysie on peut observer presque toutes les variétés.

Monoplégies. — Les monoplégies ne sont pas très fréquentes. Nous en trouvons 16 cas. Elles portèrent une fois sur la face (1), quatre fois sur un bras (2, 3, 4, 5), une fois sur la jambe (6). Dans les observations 7, 8 et 9. ce fut le centre du langage qui fut paralysé. Enfin dans les 7 autres cas on constate la paralysie du sens de la vue.

Hémiplégies. — Bien plus souvent c'est le type hémiplégique qu'on observe (40 cas). Le côté droit semble plus favorisé que le gauche (21 hémiplégies droites pour 15 hémiplégies gauches, et 3 cas indéterminés).

L'usage plus fréquent du cerveau gauche pour toutes les fonctions psychiques, les fonctions du langage en particulier, en diminuerait-il la résistance aux causes morbides ?

Quelquefois l'hémiplégie est très incomplète. Souvent le facial reste indemne ; dans d'autres cas c'est la jambe qui conserve son fonctionnement, la paralysie n'atteignant que la face et le bras, et le langage quand il s'agit du côté droit.

Dans une observation de Fritzche (17), l'hémiplégie consiste en une paralysie faciale droite ; mais l'aphasie sensorielle et l'hémianesthésie droite avec hémianopsie qui s'y joignent lui restituent son caractère hémiplégique. On observe quelquefois la déviation de la tête et des yeux (43) ; Evans a vu le musculature interne de l'œil, intéressée : son malade présenta une paralysie de l'accommodation (46).

Comme dans toutes les hémiplégies, les muscles symétriques qui combinent leur action avec ceux du côté opposé sont généralement respectés. Cependant on a observé de la gêne de la déglutition par paralysie des muscles du pharynx.

L'incontinence des urines et des matières est observée assez souvent, dénotant l'impotence fonctionnelle de leurs sphincters. Enfin on a pu observer la rétention (46), provoquée évidemment par la paralysie du réservoir urinaire.

Paraplégies. — Les paraplégies d'origine cérébrale sont assez rare. Nous n'en trouvons que cinq cas. Dans quelques observations, on les voit s'établir complètes d'emblée ; avec l'observation de Kassirer (57), il semble plutôt qu'il y ait deux hémiplégies évoluant concurremment chacune pour son propre compte. L'aphasie s'observe dans tous les cas. Le fait n'est pas spécialement noté dans l'observation de Sachs, mais il est évident que la notable imbécillité qui subsistait à 28 ans indique qu'il y eut une lésion des centres psychiques dont le langage a dû se ressentir.

Aphasie. — L'aphasie est d'ailleurs un élément fréquent des paralysies de la coqueluche. Vingt fois en effet on l'a constatée. Nous venons de voir qu'elle est à peu près constante dans les paraplégies. Elle accompagne fréquemment les hémiplégies droites (12 fois sur 21 cas); et alors, si l'hémiplégie est incomplète, c'est la paralysie faciale d'abord, puis la paralysie brachiale qui l'accompagnent. L'aphasie peut même se montrer seule sous forme monoplégique (7, 8, 9) ; elle présente alors nettement le caractère transitoire.

Quels que soient les phénomènes concomitants, elle peut prendre tous les modes : impuissance de parler, cécité et surdité psychique. De l'agraphie et de la cécité verbale, il ne peut évidemment pas être question chez des enfants qui ne sont pas encore en âge de savoir lire ni écrire.

Anesthésie. — Les paralysies de la sensibilité sont bien moins fréquentes que celles de la motilité. La sensibilité générale reste presque toujours indemne. Il est vrai que les troubles de la sensation sont bien difficiles à explorer chez des enfants très jeunes, et surtout au milieu de l'état comateux plus ou moins accentué où ils se trouvent plongés le plus souvent. On ne peut guère apprécier que des anesthésies franches. C'est à cela probablement que l'on doit de n'en trouver que trois exemples : une fois anesthésie des extrémités (Rilliet et Barthez, n° 48); deux fois hémianesthésie (Fritzche, n° 17 et Moizard, n° 34). Le premier de ces cas survenu au milieu de phénomènes convulsifs accompagnant une hémiplégie gauche, les deux autres cas associés à des hémiplégies.

Comme le faisait déjà observer M. Ch. Leroux, il est difficile de classer les cas de cécité et de surdité qu'on observe au cours de la coqueluche, vu l'absence presque absolue de constatations anatomiques.

La surdité peut résulter, dans la coqueluche, de la rupture du tympan dans une quinte, d'une inflammation de l'oreille moyenne ; nous en avons rangé dans les paralysies périphériques un certain nombre de cas. Une seule fois, dans l'observation de Hamilton (43), nous la voyons apparaître en compagnie de phénomènes cérébraux marqués (céphalée, convulsions, hémiplégie gauche) qui nous permettent d'attribuer à ce cas de surdité une origine encéphalique.

Les troubles visuels de cause centrale s'observent plus fréquemment. Nous en trouvons 4 cas qui semblent indubitables. Dans les observations 10 (Alexander) et 12 (Jacoby) la cécité s'accompagne de céphalée, de vomissements, de convulsions ; dans l'observation de Fritzche, les troubles visuels sont associés à une hémianesthésie, avec paralysie faciale et aphasie ; enfin, dans le cas de Silex, on les a vus apparaître après un cóma qui avait duré deux jours, et concurremment avec une hémiplégie droite. Les détails manquent pour classer en connaissance de cause les autres cas que nous rangeons dans cette catégorie.

Ces troubles visuels qui peuvent être les seuls phénomènes paralytiques observés (10-16 inclus) ou être associés à d'autres paralysies, ont consisté en de la cécité complète ou seulement de l'hémiopie.

Paralysies bulbo-protubérantielles. — Nous n'en trouvons que deux exemples : l'observation de M. Ch. Leroux (62), où l'hémiplégie prend le type alterne : hémiplégie gauche, paralysie faciale droite, paralysie des deux moteurs oculaires communs ; et l'observation de Craig (63) où l'on constate la paralysie du facial et du moteur oculaire externe gauche, attribuée par l'auteur à un foyer hémorrhagique intéressant le noyau de la VIe paire, et les fibres du facial qui le contournent. Dans les deux cas, les paralysies s'établissent d'une façon progressive, sans réaction cérébrale, autre qu'un certain degré de somnolence, d'apathie, chez le malade de M. Leroux.

Paralysies médullaires. — Deux cas seulement encore: 64 (Bernhardt) et 65 (Mœbuis). On y constate la paralysie des membres inférieurs avec, dans l'observation de Bernhardt, quelques troubles de la vessie ; la moitié supérieure du corps restant indemne. Dans la première observation, la paralysie s'installe brusquement à l'occasion d'une quinte; dans la seconde, l'évolution en est progressive. Aucun trouble cérébral dans un cas, ni dans l'autre.

Paralysies périphériques. — A côté des paralysies d'origine centrale, encéphaliques et médullaires, elles forment un groupe peu important. Quatorze cas seulement nous ont semblé devoir rentrer dans cette catégorie et même dans un certain nombre, il est assez difficile d'hypothéquer une explication des phénomènes, faute de détails.

On peut cependant reconnaître dans la plupart des observations le tableau des névrites périphériques qu'on voit survenir au cours d'intoxications ou de maladies infectieuses.

Ces paralysies s'installent en général d'une façon lente et progressive, sans fièvre, vers la fin de la période des quintes ; l'observation de Moussous (78) montre cependant qu'un début brusque, fébrile, n'est pas impossible.

On observe de la cécité (67) de la surdité (69-73, quand la névrite atteint les nerfs de sensibilité spéciale ; quand elle prend les nerfs mixtes, en général c'est la motilité qui est surtout frappée, comme dans les polynévrites saturnines et diphtériques ; cependant on peut voir survenir des douleurs diffuses, spontanées ou provoquées, dans les régions paralysées (79). La paralysie peut porter sur le territoire d'un séul nerf : facial (66), optique (67), voire même sur un simple groupe de terminaisons nerveuses (paralysie des crico-arythénoïdiens postérieurs (68). Mais seuvent elle est bien plus étendue. Dans l'observation de Surmay (76) elle envahit les deux jambes ; dans les observations Mœbius (77), Moussons (78), L. Guinon (79) elle gagne les bras, le tronc, les muscles du cou, le diaphragme même dans un cas (77). Alors, comme le fait a lieu généralement dans les polynévrites infectieuses ou toxiques, les lésions évoluent symétriquement, et respectent la face. On n'a pas observé de troubles des sphincters.

A l'examen des malades, on trouve les réflexes tendineux généralement abolis ; l'excitabilité des muscles aux courants électriques est presque toujours modifiée : elle peut n'être que diminuée, souvent elle est abolie. On a même noté la réaction de dégénérescence (79).

MARCHE. — DURÉE. — TERMINAISON

Nous venons de voir combien variées sont les paralysies de la coqueluche dans leurs modes d'apparition et dans leur aspect, Non moins variable est leur évolution. Néanmoins on peut à ce point de vue les diviser en trois classes :

1º Les paralysies augmentent ou restent stationnaires pendant un temps plus ou moins long (de 8 jours à 3 mois); s'accompagnant pendant ce temps de phénomènes variés (convulsions, coma, troubles mentaux, fièvre, vomissements, etc.) puis disparaissent progressivement, et la guérison s'obtient absolue, définitive.

Dans la deuxième catégorie rentrent les paralysies qui vont amener la mort. Celle-ci peut survenir très rapidement, au milieu des phénomènes convulsifs et comateux qui faisaient escorte à la paralysie, en 3 ou 4 heures (Hockenjos (47), Rilliet et Barthez) (48) ; en 48 heures (Cadet de Gassicourt (1), Luce) (39). Dans d'autres cas, elle est l'aboutissant de la paralysie qui anéantit progressivement toutes les fonctions, toutes les facultés (56, 40, 62).

La longueur de l'évolution est alors extrêmement variable. Elle fut de 9 jours dans le cas de Stiébel (40) et de 9 mois dans le cas de Leroux (62). Enfin la mort peut être le résultat d'une maladie concomitante : broncho-pneumonie (43), tuberculose (34, 66).

3° Les paralysies sans amener la mort, peuvent laisser derrière elles des infirmités incurables, généralement conséquence directe de leur évolution; Il peut y avoir un commencement de guérison, les malades recouvrent certaines fonctions mais le rétablissement reste incomplet, il persiste des paralysies plus ou moins accentuées (21, 42, 57, 67). Souvent les paralysies restent stationnaires et demeurent indéfiniment (6, 17, 23, 36, 41, 63, 74) ; ou bien les membres paralysés deviennent le siège de contractures, la paralysie prend le caractère spasmodique (26, 27, 31, 33, 57, 60). On observe même quelquefois de l'athétose (26, 27, 60) ou des mouvements choréiformes (32, 41). Dans l'observation de Guthrie (25), on voit l'hémiplégie droite, avec aphasie, après guérison récidiver et rester alors permanente.

En outre, dans quelques cas, les lésions qui ont amené les paralysies ont pu laisser subsister une faiblesse d'esprit notoire (4, 41, 60) et même provoquer l'éclosion de l'épilepsie (20, 38, 41).

Dans l'observation de Theodor (29) on voit, un mois après la guérison de la paralysie une chorée vulgaire débuter par le côté hémiplégié. Qu'il y ait eu là coïncidence, ou relation de cause a effet, le phénomène nous a paru intéressant à souligner.

PRONOSTIC

Le pronostic des paralysiès de la coqueluche doit être considéré comme très grave. Nous ne trouvons que 28 guérisons sur les 64 cas où nous connaissons le mode de terminaison de la maladie. Quatorze cas se sont terminés par la mort soit 21,8 % et 22 fois le malade est resté plus ou moins infirme.

L'âge, le sexe du patient ne semble pas avoir d'influence sur le degré de gravité de la complication.

La mort est survenue

> 1 fois à 1 an 1/2
> 1 fois à 2 ans 1/2
> 3 fois à 3 ans
> 2 fois à 4 ans
> 3 fois à 5 ans
> 1 fois à 7 ans

Les genres de paralysies sont davantage à considérer. Dans les paralysies cérébrales le pronostic varie dans une certaine mesure avec le degré de généralisation de la paralysie. Sur 15 monoplégies, nous trouvons 9 guérisons,

2 morts et 4 fois persistance d'infirmité. Avec les hémiplégies, sur 34 cas nous ne trouvons que 12 guérisons, à
peine 1/3 ; par contre le nombre des morts monte à 9,
et 13 cas sont suivis d'infirmités. Il semble que le pronostic ne doive pas être identique quand l'hémiplégie siège à
gauche ou à droite. La raison du phénomène nous échappe,
néanmoins les hémiplégies droites paraissent présenter
une bien moindre gravité, surtout quoad vitam. Sur 20
hémiplégies droites 8 ont guéri, 11 ont été suivies d'infirmités, une seule fois la mort survint; tandis que quand
les paralysies frappèrent le côté gauche, sur 14 cas,
8 amenèrent la mort, 2 malades sont restés infirmes, et
4 seulement ont guéri.

En passant aux paraplégies, contrairement à ce qu'on
pouvait attendre, la gravité des cas s'atténue légèrement : 3 guérisons pour 1 mort et 2 infirmités.

Les paralysies bulbo-protubérantielles semblent être
graves, si l'on en juge par les 2 observations que nous
possédons. Un cas (Leroux, 62) aboutit à la mort, l'autre
subsista sans modifications.

Sur les 2 cas de paralysies médullaires un guérit, on
ne sait comment l'autre se termina.

D'un bien meilleur pronostic semblent se montrer les
paralysies relevant de névrites périphériques. Le cas de
Piron étant de nature toute spéciale et devant être mis à
part, nous voyons en effet que sur 5 cas, 3 fois la guérison fut absolue, 1 fois l'amélioration fut très marquée,
une seule fois les phénomènes paralytiques persis-
tèrent. On devra cependant en pareille circonstance être
très réservé. Car il suffit de se reporter aux observations

de Mœbius (77), de Moussons (78), pour voir dans quel état précaire se trouve mis parfois le malade. On ne peut pas compter que la marche progressive des paralysies s'arrêtera toujours à temps, ne prendra jamais la totalité des muscles respirateurs.

Dans les exemples mêmes que nous avons sous les yeux, la moindre inflammation bronchique aurait pu devenir fatale, et on ne peut vraisemblablement toujours espérer qu'on l'évitera.

Quelque rares que soient encore les relations d'autopsie sur le sujet on peut actuellement se rendre un compte
assez exact de l'anatomie pathologique et de la pathogénie des paralysies de la coqueluche.

Aussi bien dans une certaine mesure peut-on remédier
à cette pénurie d'autopsies par les constatations faites
sur des sujets morts au cours de la coqueluche, sans
qu'on ait, à la vérité, observé de paralysies, mais présentant des lésions qui étaient de nature à en pouvoir provoquer, ou bien ayant manifesté des troubles cérébraux
analogues à ceux que nous avons vus accompagner les
paralysies.

Nombreuses et diverses sont les causes auxquelles les
auteurs ont pu rattacher ces complications.

Troubles fonctionnels et circulatoires. — A des troubles de ce genre, phénomènes dynamiques, congestion,
œdème du cerveau, ont été attribués un certain nombre
de cas légers et passagers (Baginsky [9] ; Troitzky [2, 7,
8]) ; mais on doit aussi leur rattacher des cas bien plus
graves où la mort s'ensuivit, et où l'autopsie ne laissa

voir aucune lésion encéphalique, sinon un certain degré d'hyperhémie des méninges et du cerveau.

Guibert (*Arch. génér. de médec.*, 1824), dans un cas de coqueluche accompagné de phénomènes cérébraux intenses, n'a trouvé à l'autopsie qu'une abondante quantité de sang noir dans les vaisseaux de la base (I). Henoch (*Vorlesungen über Kinderkrankheiten*) a observé un cas de coqueluche où la mort survint au milieu de phénomènes convulsifs et comateux. A l'autopsie on ne trouva que de l'hyperhémie des méninges et du cerveau avec œdème de la pie-mère (II). Jacobson, cité par Luce, a constaté un fait semblable (III). René Blache (*Relation d'une épidémie de coqueluche*, Paris, 1869) a rapporté un cas de coqueluche compliquée de broncho-pneumonie, et terminée par des convulsions mortelles, où l'on trouva le cerveau congestionné avec seulement des caillots organisés dans les sinus de la dure-mère (IV). Nous voyons des exemples de constatations semblables chez des malades ayant présenté des paralysies, dans les observation de Cadet de Gassicourt (1), et Luce (39). Le premier avait trouvé chez son malade une congestion assez vive des méninges cérébrales et médullaires au niveau des bulbes avec hyperhémie de la substance grise du cerveau : le second, à l'œil nu ou sans le microscope n'avait pu trouver qu'une colossale hyperhémie des veines et des capillaires sans la moindre trace d'hémorrhagie ni en foyer, ni autour des vaisseaux.

Les parois vasculaires gardaient partout leur aspect normal.

Encéphalite. — Méningite. — Se basant sur un cer-

tain nombre de cas où l'on ne put trouver de lésions cé-
brales, Neurath met en doute les diagnostics d'hémorrhagie qui ont été faits par beaucoup d'auteurs sans avoir
reçu de contrôle anatomique, et il attribue les phénomènes qu'il a observés chez ses malades (4, 31, 44, 52, 61)
à une sorte d'encéphalite comme on en voit dans les maladies infectieuses, dans l'influenza par exemple ; d'autant que les paralysies n'étaient survenues qu'à la période
de déclin, à un moment où on ne pouvait plus accuser
les quintes d'avoir provoqué des hémorrhagies et que le
bon état général de ses malades n'autorisait pas de supposer une thrombose ou une embolie. P. Marie (20),
Mœbius (42), Kassirer (57) émettent de même l'idée
d'une encéphalite infectieuse.

P. Marie et Mœbius rapprochent les cas par eux observés des cas de paralysie infantile survenue au cours
des maladies infectieuses.

On sait que les œdèmes, les congestions encéphaliques
et méningées qu'on aperçoit à l'œil nu ne sont pas toujours liés à de simples troubles circulatoires.« Cette hyperhémie, pour être la seule lésion grossière perceptible, peut
marquer des altérations plus fines, plus délicates, et néanmoins profondes et diffuses, auxquelles revient la plus
grande part dans la production des symptômes et la fatalité
du diagnostic. Ces altérations d'ordre cellulaire, caractérisées par la multiplication de noyaux, l'infiltration leucocy-
tique et la nécrobiose des éléments anatomiques suffisent
à démontrer l'existence derrière la lésion grossière de la
congestion méningée de véritables méningites histolo-
giques. » (Dupré, *Manuel de Médecine*, t. III, p. 121).

Ce que dit là M. Dupré au sujet de la congestion
méningée s'applique aussi à la congestion cérébrale qui
cache parfois une véritable encéphalite histologique. Cadet de Gassicourt en avait déjà émis l'hypothèse à propos de son malade ; c'est aussi l'opinion de M. Florand
qui attribue à une méningo-encéphalite les paralysies de
sa petite malade ; et c'est ce que montre bien l'observation
de Jarke (56) qui a observé des foyers de ramollissement
sans la moindre trace d'hémorrhagie, et entourés d'une
zone inflammatoire où le microscope montrait la diapédèse et l'agglomération des cellules, l'épaississement des
parois vasculaires et leur infiltration par des micro-organismes.

Hémorrhagies. — Ce sont les hémorrhagies dans les
méninges ou la substance nerveuse qui sont le plus souvent incriminées comme causes génératrices des paralysies de la coqueluche.

L'hémorrhagie méningée à qui Schreiber et Wiesinger attribuent le rôle principal, ne semble pas devoir
conserver ce rang, bien qu'en général, elle soit plus
fréquente chez les enfants que l'hémorrhagie cérébrale.

Fritzche discutant diverses hypothèses pour expliquer
la paralysie faciale droite avec aphasie sensorielle, hémianesthésie droite, et convulsions, qu'il a observée chez
son malade, conclut à la probabilité d'une hémorrhagie
sous-arachnoïdienne de l'hémisphère gauche.

Schreiber croit devoir expliquer de même la paraplégie avec convulsions que présenta subitement sa petite
malade (58). « D'après le cours des choses, dit-il, on peut
avec quelque chance d'exactitude poser le diagnostic

d'hémorrhagie-cérébrale, et à la vérité je pense qu'il s'agit d'une hémorrhagie méningée, forme d'hémorrhagie qui est la plus fréquente chez l'enfant. On pourrait admettre encore l'existence d'hémorrhagies multiples dans la substance cérébrale, mais c'est par là seulement qu'on peut expliquer la subite apparition de la paralysie après une quinte de toux. Impossible de trouver d'autres causes, il faut exclure l'idée de thrombose chez un enfant vigoureux et de même l'idée d'une embolie dont on ne pourrait trouver la genèse : le cœur était bon. »

En général on sait que l'hémorrhagie méningée a peu de tendance à produire des paralysies. Ses symptômes manifestent plutôt une excitation diffuse du cortex ; c'est en particulier ce qui a lieu chez les coquelucheux : la force des quintes la rend rapidement abondante et s'oppose ainsi à des compressions localisées. Dans les cinq observations suivantes, où l'autopsie a montré des hémorrhagies méningées, la mort est survenue en très peu de temps, au milieu de phénomènes convulsifs ou comateux, mais sans spécialiser de paralysies ; et l'on voit d'ailleurs que toujours la quantité de sang épanché est considérable. Le premier cas semble s'écarter du type commun, mais il s'agit d'une pachyméningite hémorrhagique et là même la multiplicité des foyers vient compenser la petite dimension de chacun.

V. Pachyméningite hémorrhagique au cours d'une coqueluche. Mort. — Reiner (*Jahrb. für Kinderheilk.* 1876). — « Un gamin de 10 ans eut tout à coup à la sixième semaine de sa coqueluche une attaque de vomissements avec délire, rapidement suivis de coma et de mort. Le tout avait duré cinq heures. L'autopsie montra dans la dure-mère au niveau de l'os bregmatique gauche plusieurs épanchements sanguins mesurant jusqu'à la grosseur d'un haricot. Dans la pie-mère, et répondant au milieu de l'os bregmatique gauche, deux foyers de la grosseur d'un pois, d'un brun jaunâtre, et inclus dans un foyer fortement ecchymotique. A droite la dure-mère montre le long du sinus longitudinal des ecchymoses minimes. La moitié gauche du cerveau est anémique, la moitié droite est hyperhémiée. »

VI. Hémorrhagie méningée dans la coqueluche. Mort subite. Barrier. (*Traité prat. des mal. de l'enf.*, 1842, t. I, p. 147). — « Un enfant de sept ans est atteint d'une coqueluche assez intense. Il fait en même temps une scarlatine légère qui guérit bien.

Les symptômes de la coqueluche allaient s'améliorant, lorsque le malade succomba d'une façon inattendue quelque temps après une quinte, sans qu'on se soit aperçu de l'agonie ni d'aucun symptôme extraordinaire.

A l'autopsie, la grande cavité de l'arachnoïde sur la convexité et un peu à la base de l'hémisphère droit du cerveau ainsi que sur le cervelet centenait environ 125 grammes d'un sang noir pur, en partie liquide, en partie coagulé.

Il est à regretter, ajoute Barrier, que le sujet de notre observation n'ait pas été l'objet d'un examen plus attentif et qu'on n'ait pas constaté les signes de la compression que l'épanchement devait exercer sur la moitié de l'encéphale. »

VII. « Un gamin de quatre ans mourut après une

quinte de coqueluche très intense, l'enfant était atteint en outre d'une lésion valvulaire avec hypertrophie du cœur. A l'autopsie on trouva une déchirure d'un vaisseau d'assez gros volume avec forte hémorrhagie dans le sac arachnoïdien.» (Hauner *Journal für Kinderkrankheitein*, 1871.)

VIII. Spasme de la glotte au cours d'une coqueluche. Hémorrhagie méningée. — Du Castel (*Th.* de Paris, 1872). — « B... Antoine, atteint d'une coqueluche d'une intensité considérable, menaçant d'asphyxie.

Le soir à la contrevisite on apprend que l'enfant avait été, 20 minutes auparavant, pris d'une quinte intense de coqueluche pendant laquelle la respiration s'était arrêtée. On avait été depuis lors forcé de lui faire la respiration artificielle en même temps qu'on lui appliquait des sinapismes. La respiration commençait à s'effectuer spontanément et l'enfant parut assez rétabli pour qu'on le laissât reposer, mais la torpeur intellectuelle était considérable et c'est à peine si le petit malade ouvrait les yeux quand on lui parlait à haute voix.

Quelques instants après on le vit se relever et sans qu'il eût été pris de quinte de toux présenter tous les signes de l'asphyxie. Il ne faisait aucun mouvement respiratoire. Le pouls était imperceptible, les battements du cœur tumultueux et faibles, il n'y avait pas eu de convulsions. L'enfant était cyanosé, affaibli sur lui-même; les membres en complète résolution. La respiration artificielle ne provoquant aucun mouvement respiratoire, on eut recours au marteau de Major. Chaque application était suivie d'inspirations saccadées. Enfin après un quart d'heure la respiration commença à s'effectuer seule. Le malade était dans un coma complet qui persista jusqu'à la mort, laquelle survint dans la nuit après deux nouveaux accès de suffocation. Il n'eut pas de convulsions.

Autopsie : Léger œdème de la pie-mère qui présente sur la ligne médiane du lobe antérieur droit un caillot du diamètre d'une pièce de cinq francs, épais de un centimètre et demi. La substance cérébrale à ce niveau est le siège d'un pointillé sanguin très marqué ; le reste du cerveau est légèrement congestionné. Peu de liquide dans les ventricules.

Quelques granulations tuberculeuses, un foyer de pneumonie, et de l'emphysème vésiculaire dans les poumons. »

IX. Hémorrhagie très marquée. Convulsions. Coma ; mort ; dans le cours d'une coqueluche. — Cazin (*Gaz. des Hôp.*, 29 mars 1884).

« Léon P..., âgé de deux ans et demi, arrive à l'hôpital de Berk-sur-Mer en septembre 1880, atteint de rachitisme. Au commencement de décembre début de coqueluche qui rapidement s'aggrave.

L'enfant est assoupi et peu disposé à se mouvoir, il paraît plus prostré que ne l'expliquent l'intensité et la fréquence des paroxysmes : 8 à 12 quintes en vingt-quatre heures. Bronchite légère. Le 28 décembre, vers midi, l'enfant est pris, après une quinte, de légers phénomènes convulsifs du côté de la face tellement passagers que la sœur n'y fait qu'une médiocre attention.

A deux heures, sans chute, sans quinte, attaque

éclamptique violente, accompagnée de cris intenses et
déchirants exprimant la douleur la plus vive. Le docteur
Cazin trouve l'enfant dans une situation très grave. Tout
le côté droit du corps est secoué par des convulsions
toniques avec contracture très prononcée. Le côté gauche
est le siège de mouvements analogues, mais, bien moins
marqués ; les yeux sont convulsés en haut, la pupille
resserrée, la respiration haletante et sans asphyxie véritable ni apparence de spasmes glottiques, la peau ruisse-
lante d'une sueur froide, le pouls, petit et très fréquent.
L'enfant ne paraît pourtant pas avoir perdu connaissance
et, dans ses cris, il prononce différents mots, des phrases
même d'une façon très nette de sorte qu'il est bien évident qu'il n'y a pas d'aphasie.

L'anesthésie cutanée n'existe pas d'une façon bien
absolue. A cette crise violente qui dure de 12 à 15 minutes, succède le coma avec stertor et dilatation des
pupilles, lenteur du pouls qui devient imperceptible.
Mort à 2 heures 35 minutes.

L'autopsie démontra l'existence d'une vaste hémorrhagie au niveau de la bosse occipitale gauche ayant décollé
la dure-mère et comprimant le cerveau qui présente une
dépression notable. Du côté du cerveau on constatait un
piqueté rougeâtre et de la congestion générale. »

Bien plus fréquents sont les cas où l'on crut devoir
localiser les hémorrhagies dans la substance nerveuse
(nos 6, 19, 22, 23, 30, 32, 33, 37, 38, 40, 41, 45, 46, 47,
50, 53, 54, 55, 58, 63.)

Sachs croit que les ruptures vasculaires chez les
enfants ont lieu surtout dans l'écorce, et il admet chez

eux une structure plus tendre des vaisseaux de cette région. C'est à notre avis une hypothèse que ne semblent pas confirmer les faits dans la coqueluche tout au moins.

L'analyse de nos diverses observations semble en effet nous permettre d'affirmer qu'aucune région ne présente à ce point de vue, de prédisposition ni d'immunité. Aussi bien il est rare de trouver un foyer unique d'hémorrhagie cérébrale. Les observations de Ruheman (6) et Craig (63) paraissent bien cependant en être des exemples. mais nous n'en avons trouvé qu'un cas constaté à l'autopsie et encore dans ce cas la coïncidence d'une tuberculose généralisée avec la coqueluche atténue singulièrement le rôle pathogénique de cette dernière.

X. Hémorrhagie cérébrale au cours de la coqueluche chex un enfant tuberculeux. Dauchez (*Bull. Soc. Anatom.*, 1884, p. 40). (Résumée.)

« Enfant atteint de coqueluche depuis 2 mois, très malade depuis 8 jours ; toux continuelle ; violente dyspnée ; température 40° ; diarrhée ; dans la poitrine râles disséminés avec prédominance de râles fins aux deux bases. On ne constate pas de quintes de coqueluche. Torpeur et somnolence secoués seulement par la toux continuelle. Déchéance progressive. Mort après 6 jours d'hôpital.

Autopsie. — Tuberculose du péritoine, de la rate, des poumons. Cerveau : La surface corticale de l'hémisphère gauche est soulevée par un foyer hémorrhagique de couleur noirâtre et vineuse qui occupe la fissure de Rolando et les deux circonvolutions frontale et pariétale ascendantes dans l'épaisseur desquelles le sang est infiltré. Ce foyer du volume d'un gros œuf de pigeon est entouré de toutes parts d'un réseau vasculaire artériel et veineux qui paraît avoir été le point de départ de l'hémorrhagie. L'examen histologique de la pièce n'a pas été fait. »

Dans l'observation de Marshall, (38) on a constaté une triple hémorrhagie. A la coupe du cerveau on trouvait dans chaque hémisphère, le long du sillon longitudinal, un large foyer hémorrhagique, il n'y avait pas de caillots, la substance cérébrale était ramollie, tachetée de couleur rouge foncé ; les vaisseaux du voisinage étaient distendus de sang, une des veines contenant un caillot.

Dans la substance du thalamus opticus du côté gauche, on trouvait un troisième foyer hémorrhagique du volume d'une fèverole, avec les mêmes caractères.

Souvent l'hémorrhagie cérébrale de la coqueluche prend le type ponctué, elle est capillaire et multiple. Nous avons vu plus haut que Schreiber, tout en portant le diagnostic d'hémorrhagie méningée dans le cas par lui observé (58), admettait la possibilité d'une hémorrhagie multiple dans la substance cérébrale. Dans les observations de Stiebel (40), de Hockenjos (47), nous voyons que l'autopsie permit de vérifier ce genre de lésions.

Nous trouvons d'ailleurs dans la littérature, un certain nombre de cas où chez des enfants morts au cours d'une coqueluche on fit semblables constatations.

Von Strumpel (*Deutsche medicinische Wochenschrift*, 1884) a rapporté le cas d'un enfant qui mourut au cours ds sa coqueluche, après avoir manifesté des accidents convulsifs et comateux très intenses. A l'autopsie on

trouva des hémorrhagies capillaires très nombreuses
(XI).

Bidal, cité par Luce (*Deutsche Zeitschrift fur Nervenheilkunde*, 1898), a observé une petite fille de 5 ans,
épileptique depuis 2 ans, qui mourut d'une coqueluche
grave, compliquée de broncho-pneumonie et de crises de
suffocation et chez laquelle des coupes transversales
faites dans le cerveau ont laissé voir la substance grise
simplement hyperhémiée, et la substance blanche riche-
ment parsemée de foyers hémorrhagiques variant du
volume d'une tête d'épingle à celui d'un grain de blé
(XIII).

Fürbringer (*Deutsche medicinische Wochenschr.*,
1886), a soigné un enfant qui au déclin de sa coqueluche
présenta de la somnolence, de la stupeur, des convulsions
et mourut. A l'autopsie on trouva une encéphalite hémorrhagique très intense et très étendue. Le cerveau et
la substance blanche de la moelle étaient criblés de
foyers hémorrhagiques capillaires (XIII).

Il en fut de même dans l'observation suivante, très
intéressante par la précision des détails sur la lésion.

XIV. Hémorrhagies capillaires infiltrant toute la substance blanche des centres nerveux chez une enfant morte
de coqueluche compliquée de broncho-pneumonie. —
Vidal (*Bull. Soc. Anatom.*, 1885).

V... Marie, âgée de 5 ans, entre le 19 janvier 1884 à
l'hôpital Trousseau, salle Blache, n° 17, service de
M. le docteur Triboulet. Depuis deux ans, attaques épileptiformes, surtout nocturnes, caractérisées par des mouvements automatiques des bras, perte de connaissance

et cris à la fin de l'attaque. Début de coqueluche quinze jours avant l'entrée à l'hôpital.

19 janvier : la petite malade se présente la face tuméfiée, congestionnée et parsemée de larges taches rubéoliformes. Quintes très intenses, épistaxis ; bronchite généralisée.

Le 28, coqueluche toujours très intense. La température s'élève à 40°6 ; foyer de broncho-pneumonie à la base droite en arrière. Le 30, nouvelle ascension de la température, foyers de broncho-pneumonie des deux côtés. Dans la nuit, attaque épileptiforme ; le 31, trois attaques semblables. Le 1er février, la malade tuée par sa broncho-pneumonie s'éteint dans le coma asphyxique.

Autopsie. Muqueuse sus-glottique, jusqu'aux replis aryténo-épiglottiques tuméfiée, ardoisée, avec aspect rougeâtre et phlegmasique ; ganglions bronchiques énormes et caséeux ; poumons avec foyers multiples et broncho-pneumonie typique ; péricarde, cœur sains ; foie décoloré, graisseux.

Sur toute l'étendue des centres nerveux, siège la lésion intéressante de cette autopsie. Les coupes transversales faites sur toute la longueur du cerveau montrent la substance grise seulement congestionnée, tandis que la substance blanche, en quelque point qu'on l'examine, est criblée de petits foyers hémorrhagiques du volume d'une tête d'épingle à celui d'un grain de blé. Par leur coloration très foncée, ils tranchent nettement et sans zone de transition avec la substance blanche. Leur consistance est telle qu'on peut les énucléer de la substance cérébrale sur la pointe d'un scalpel ; ils gardent alors leur forme sphérique et ressemblent assez bien à des petits amas de sang coagulé.

En certains points et notamment au niveau du lobe occipital ils sont confluents, au point de sembler agglutinés en corymbes. Ce n'est pas seulemsnt dans l'encéphale qu'apparaissent ces hémorrhagies capillaires. On les rencontre partout où il y a de la substance blanche. Les coupes faites au niveau du cervelet et sur toute l'étendue du bulbe et de la moelle montrent ces foyers hémorrhagiques qui, pour avoir une confluence moindre que sur le cerveau, n'en sont pas moins apparents et aussi caractéristiques. Au microscope, chaque petit foyer lavé avec précaution, présente au centre un vaisseau capillaire. La gaîne lymphatique est distendue autour du vaisseau et le sang a pénétré le tissu nerveux en produisant ainsi une hémorrhagie interstitielle du voisinage. Ce sont bien là des types d'anévrismes disséquants des capillaires tels qu'ils ont été décrits par MM. Cornil et Ranvier dans leur *Traité d'Histologie Pathologique.* »

Ramollissement. — Moins fréquent que les hémorrhagies le ramollissement cérébral doit prendre une large part dans la genèse des paralysies de la coqueluche.

C'est à une lésion semblable siégeant dans la protubérence, que M. Leroux croit devoir attribuer l'hémiplégie alterne dont il a donné la relation (62). Blache a trouvé une fois un ramollissement du trigone et de la paroi ventriculaire en concomitance avec des lésions de méningite de la convexité. Nous en trouvons dans nos observations deux exemples affirmés par les nécropsies. Dans le cas de M. Moizard (34) le ramollissement, unique, siégeait à gauche, dans le lobule paracentral; il mesurait 4 centimètres environ de diamètre, montrait un petit foyer hémorrhagique à sa partie postérieure et coïncidait avec une large plaque de méningite caséeuse. Le cas de Jarke (56) est particulièrement intéressant par l'existence de quatre foyers de ramollissement, volumineux, symétriquement placés, deux à deux dans les deux hémisphères, et entourés d'une zone inflammatoire qui semble bien avoir été l'origine du ramollissement. Il est remarquable de voir la tendance à la symétrie des lésions nerveuses inflammatoires au cours des maladies infectieuses, que ces lésions siègent sur les nerfs périphériques, ou bien comme ici, dans le cerveau.

Sclérose. — Deux fois seulement nous avons vu les auteurs de nos observations accuser cette lésion dont pourtant les paralysies du jeune âge relèvent souvent (J. Simon 36, et Mœbius 42). Peut-être pourrait-on la rendre responsable d'un plus grand nombre de cas; ceux en particulier où les paralysies ont persisté avec ou sans troubles mentaux pourraient bien avec quelque chance de vérité être attribués à une sclérose cérébrale soit primitive, soit consécutive à une inflammation.

Méningite tuberculeuse. — M. Moizard a constaté une méningite tuberculeuse chez son malade, mais à la vérité les paralysies relevaient du ramollissement. Aussi bien la méningite tuberculeuse est assez rare dans le cours de la coqueluche, car si cette maladie favorise l'éclosion de la tuberculose, ou peut lui donner une impulsion considérable quand elle existe déjà, on trouve peu d'exemples qu'elle ait provoqué la granulie aiguë.

Lésions médullaires, — Les observations de Bernhardt (64) et Mœbius (65) semblent bien se rapporter à des lésions médullaires, mais les malades ayant guéri, on n'a pu se rendre compte de leur siège précis ni du genre de lésions en cause. Bernhardt repousse l'idée d'hémorrhagie méningée en raison de l'absence des douleurs caractéristiques ; il repousse également la possibilité d'une hématomyélie et conclut à une myélite infectieuse avec lésions vasculaires probables.

Mœbius, plus précis, attribue le cas par lui observé, à une polyomyélite.

Nous ne pouvons guère discuter cette opinion, mais nous rappellerons à ce sujet les observations de Furbringer et Vidal, rapportées plus haut, où on voit que des hémorrhagies multiples ont été constatées dans la moelle, et que, d'après les auteurs, ces hémorrhagies multiples observées à la période de déclin de la coqueluche, ne pouvaient relever que de phénomènes inflammatoires. Elles montrent, en tous cas, quelle profonde atteinte la coqueluche peut porter à cet organe, et rendent très vraisemblables les diagnostics des auteurs allemands.

Lésions des nerfs. — Il n'a pas été permis de vérifier par des constatations anatomiques, le siège exact des lésions dans les cas de Surmay (76), de Mœbius (77), de Moussous (78), de M. L. Guinon (79); néanmoins, la diffusion des symptômes, leur évolution favorable, la parfaite analogie clinique des faits avec les paralysies diphtériques, saturnines, alcooliques, rendent très plausible le diagnostic de névrite diffuse porté par les auteurs. Nous trouvons, d'ailleurs, dans les observations de Piron (66) et Alexandre (67), la preuve anatomique de l'existence des névrites dans la coqueluche. Dans le premier cas, il s'agit à la vérité d'une inflammation de voisinage, l'action de la coqueluche n'est pas directe dans ce cas : le facial et l'auditif traversant un rocher carié se trouvent absolument dilacérés par l'inflammation qui s'est étendue à eux. Mais, dans le second, l'ophtalmoscope permit de constater une double névrite optique. Alexander l'attribue à la propagation d'une méningite de la base, mais il faudrait quand même remonter à la coqueluche pour expliquer la méningite.

Pour terminer, nous mentionnerons enfin, que, parfois, la surdité apparue au cours de la coqueluche, fut attribuée à des lésions labyrinthiques, ou à une congestion chronique de la muqueuse ; et l'on a pu constater que la cécité résulta une fois, d'une ischémie rétinienne, une autre fois, d'une hémorrhagie dans les deux chambres de l'œil.

En résumé on voit que, plus ou moins prouvées par des constatations anatomiques, les causes dont peuvent relever les paralysies de la coqueluche sont excessivement variées. Si les hémorrhagies cérébrales jouent le rôle important sur lequel insistent Hockenjos, Wiesinger, Schreiber, Marshall, et d'autres, un rôle très important aussi doit être de même dévolu aux phénomènes inflammatoires portant sur le système nerveux central et périphérique. Ce ne peut-être que sur la fréquence relative des uns et des autres qu'on peut discuter.

Reste maintenant à déterminer le mode d'action de la coqueluche dans la genèse de tous ces phénomènes.

Pendant longtemps les auteurs ne voyant dans la coqueluche que la quinte, attribuèrent à celle-ci tous les phénomènes cérébraux qu'ils observaient en clinique, ou qu'ils constataient dans leurs autopsies. L'effort de la quinte provoque la stase sanguine dans les veines du cou et conséquemment dans les vaisseaux cérébraux, d'où congestion, œdème, hémorrhagies du cerveau et des méninges se traduisant symptomatiquement par les convulsions, le coma, les paralysies, la mort. Telle est l'opinion de Rilliet et Barthez, Trousseau, Marshall, Troïtzky, etc. La sclérose cérébrale même est rattachée aux mêmes phénomènes. « Je vous en donnerai l'explication suivante, dit J. Simon : sous l'influence des congestions répétées, les veines et les capillaires cérébraux ont subi des stases sanguines et peut-être même en est-il résulté de petites apoplexies miliaires. L'une et l'autre, la congestion excessive et la stase sanguine, ont été le point de départ de la prolifération conjonctive chronique. »

Nombreux sont les auteurs qui ont attribué les paralysies observées par eux à des hémorragies provoquées par les efforts de toux. Les derniers auteurs même qui se sont occupés de la question en Allemagne, Schreiber, Wiesinger, Hockenjos, voient surtout des phénomènes mécaniques dans la production des paralysies de la coqueluche.

Une explication aussi simple ne nous semble pas en rapport avec la complexité habituelle des phénomènes biologiques normaux ou pathologiques.

Une cause de stase sanguine aussi passagère qu'une quinte de toux, en admettant même qu'elle soit répétée fréquemment, peut-elle, par elle seule, amener des congestions, des œdèmes durables ? Il faut bien se rappeler qu'on a affaire en la circonstance, à des enfants très jeunes ; à cet âge les vaisseaux, qui n'ont pas encore subi l'adultération de l'alcool et d'autres toxiques analogues qu'ils subiront plus tard, ont encore toute leur intégrité ; et on sait avec quelle élasticité en général les enfants se relèvent quand les causes morbides ont cessé d'agir. En outre, si, ces phénomènes mécaniques admis, on y trouve l'explication de la céphalée, des phénomènes convulsifs, voire même de la mort, la raison des paralysies où un substratum anatomique semble faire défaut, est bien difficile à établir. Il faudrait que les œdèmes et les congestions se localisent, et on ne comprend guère comment une stase générale du sang dans le cerveau peut provoquer par simple action mécanique des congestions ou des œdèmes localisés.

Luce et Henoch émettent l'idée que l'action de la stase est indirecte. En empêchant le renouvellement du sang dans le cerveau, elle y provoque une accumulation d'acide carbonique qui est la cause des accidents. Mais il n'est nullement établi que l'intoxication par l'acide carbonique puisse donner naissance à des paralysies.

Congestion et œdème d'ailleurs, sont loin d'être toujours des phénomènes passifs. Nous avons vu en étudiant l'anatomie pathologique que certains cas même, sont des lésions inflammatoires légères que le microscope permet seul de constater.

Peut-on davantage attribuer à la seule force des quintes les hémorrhagies de la coqueluche, et en particulier les hémorrhagies cérébrales ?

Il est vrai que les recherches sphygmographiques de Koplik et Carmichaël ont prouvé l'augmentation de la pression artérielle pendant les quintes, et que c'est souvent à l'occasion de celle-ci que se produisent les hémorrhagies ; mais si l'effort était seul en cause ces hémorrhagies devraient toujours se produire au moment où les quintes présentent leur plus grande intensité. Or ce n'est pas du tout ce qui se passe. On ne les constate souvent qu'à la période de déclin de la maladie lorsque les quintes sont déjà bien diminuées dans leur force et leur nombre. Nous ne pouvons d'ailleurs admettre que la seule augmentation de pression puisse provoquer l'issue du sang hors des vaisseaux, si ces vaisseaux sont en bon état (et ils doivent l'être chez les enfants si aucune intoxication n'est venue les altérer), et s'il n'y a aucune altération de la crase sanguine.

Nous trouvons dans la coqueluche une prédisposition aux hémorrhagies qui lui est toute spéciale, qu'on ne retrouve que dans certaines maladies infectieuses ou certaines dyscrasies, et qui montre bien qu'il y a autre chose que l'effort dans leur production : nombreuses sont en effet les circonstances où l'on peut rencontrer des efforts aussi considérables que celui des quintes de

coqueluche, sans qu'il se produise jamais d'hémorrhagie.

Nombre d'auteurs semblent bien s'être rendu compte
de ces objections et ont cherché à atténuer leur opinion.

Trousseau admet que la gêne apportée à la circulation veineuse ne suffit que jusqu'à un certain point à
expliquer les hémorrhagies. « Ces troubles de la nutri-
trition, dit-il, parlant des vomissements, en privant le
sang de ses matériaux réparateurs entrent vraisemblablement pour quelque chose dans la production des
hémorrhagies auxquelles sont sujets les individus atteints
de coqueluche. » Il reconnaît même que les convulsions ne sont pas toujours associées à la stase sanguine ou à la congestion : « Elles se rattachent alors à
l'élément nerveux qui donne à la coqueluche son caractère spécifique. »

René Blache dans son mémoire sur l'épidémie de 1868,
tout en attribuant le rôle principal à l'effort violent des
quintes, reconnaît que les hémorrhagies, comme les
œdèmes, la bouffissure de la face, l'anasarque, peuvent
être liées à l'état général des malades, à une altération
du sang, dont les gangrênes semblent être la preuve.

Hockenjos lui-même, qui a repris la théorie mécanique
des paralysies de la coqueluche, reconnaît très bien que
dans la genèse de ces complications, l'état général des
malades, et les altérations de leurs vaisseaux ont une très
grande importance.

En somme nous voyons que l'effort paraît absolument

insuffisant à produire les paralysies liées à des lésions congestives ou à des hémorrhagies.

D'un autre coté quelle action peut-il avoir sur la production des ramollissements, des méningites, des névrites périphériques ? Il faut chercher ailleurs la solution du problème ; et cette solution nous la trouvons dans la pathologie générale des infections.

Par tous ses caractères, la coqueluche rentre dans le cadre des maladies infectieuses, c'est dans l'infection qu'il faut chercher la cause de tous les phénomènes qu'on voit survenir sous l'influence de cette maladie, et en particulier les paralysies qui nous occupent ici spécialement. Ce fut l'opinion de P. Marie, de Kassirer, de Mœbius, de Neurath, de Furbringer, de M. Ch. Leroux, de M. Guinon, c'est aussi la nôtre. Hockenjos ne veut pas l'admettre parce que, dit-il, aucune preuve n'est venue la confirmer. Il est évident qu'on ne pourra avoir la preuve de la toxi-infection de la coqueluche que lorsque, ayant isolé le microbe causal, et l'ayant cultivé, on aura expérimenté ses bouillons de culture. Mais on peut répondre à l'objection faite qu'aucune preuve n'a été apportée non plus que la théorie de l'infection était fausse, et que tous les faits cencordent au contraire parfaitement avec cette théorie.

Que la coqueluche soit une maladie générale comme la rougeole ou la scarlatine, ou qu'elle soit, comme le veut Hockenjos, une infection locale des bronches, qui par excitation du nerf laryngé supérieur produit les quintes, la toxine en pénètre toujours l'organisme. La diphtérie n'est-elle pas elle-même une infection localisée et toute superficielle? Personne ne songera pourtant à mettre en doute sa puissante toxicité.

Meunier a d'ailleurs constaté chez les coquelucheux pendant la période des quintes une leucocytose très abondante qui ne s'explique que par une action directe sur les organes qui président à l'éclosion des globules blancs, et cette action ne peut dans la coqueluche être produite que par une toxine.

Hockenjos reproche en outre aux auteurs qui ont soutenu la théorie infectieuse de n'avoir pas spécifié si, pour produire les paralysies, la toxine de la coqueluche agissait sur le système nerveux central ou sur le système nerveux périphérique. L'auteur allemand semble vouloir un peu trop simplifier les choses, à notre avis. Il s'en faut que le rôle de l'infection dans la préparation des phénomènes qui en relèvent soit toujours univoque ; et cela apparaît surtout dans les paralysies de la coqueluche. Nous avons vu à l'anatomie pathologique que les paralysies pouvaient être tributaires d'hémorrhagie cérébrales et médullaires, de ramollissements cérébraux, d'inflammations portant sur le système nerveux central et périphérique, que même il pouvait ne pas y avoir de lésions apparentes : A tous ces cas répond certainement un mode pathogénique différent.

Nous savons que l'action sur les éléments nerveux des toxines microbiennes est très variable. La vitalité de ces éléments peut se trouver anéantie d'une façon plus ou moins durable et on voit apparaître des paralysies sans lésions apparentes, d'ordre purement dynamique. D'autres fois l'excitation provoquée par l'agent toxique amène dans la région une réaction inflammatoire qui est selon les cas de la méningite, de l'encéphalite, une myélite, une névrite ; et cette inflammation pourra à son tour être l'origine d'un ramollissement ou d'un travail ultérieur de sclérose. Ce sont là des phénomènes fréquents dans les maladies infectieuses, et que les observations cliniques comme les expériences de laboratoire ont bien fait connaître.

D'un autre côté les parois vasculaires elles-mêmes ne possèdent nulle immunité contre l'infection, même dans le jeune âge. « D'après le *Manuel des maladies de l'en-fance* de Gerhardt (1899), dit Hockenfos, les altérations des vaisseaux ne sont pas rares chez les enfants, et Recklinghausen a constaté chez eux fréquemment la dégénérescence graisseuse des vaisseaux du cerveau. »

Nous avons vu nous-même que des lésions vasculaires avaient été constatées au cours de la coqueluche dans l'observation de Jarke (n° 59). Vidal à la suite de son observation fait remarquer que « si l'on peut par l'effort de toux comprendre la production des hémorrhagies dans la substance cérébrale, il est moins aisé d'expliquer leur généralisation au bulbe et à la moelle, et le farcissement pour ainsi dire de toute la substance blanche par les anévrysmes des capillaires. Cette extension de la lésion entraîne assez bien l'idée d'un processus infectieux. Or ne sait-on pas aujourd'hui que les maladies infectieuses peuvent souvent déterminer des anévrysmes dans les centres nerveux, avec hémorrhagies consécutives ? »

En outre la circulation à travers l'organisme d'un produit toxique n'est pas sans modifier d'une façon considérable la constitution du sang et ses propriétés plastiques par sa présence même d'abord, ensuite par le trouble apporté à la nutrition des divers éléments de l'organisme ; et on trouve ainsi dans ce fait une nouvelle cause d'hémorrhagies au cours des infections.

Est-ce à dire maintenant qu'on doive complètement refuser à l'effort aucune nocivité? Loin de là. Par la stase sanguine que les quintes apportent dans le cerveau, elles s'opposent à la nutrition régulière de cellules dont l'intoxication a déjà rendu l'existence très précaire, et par l'augmentation de la pression intra-vasculaire qu'elles provoquent, on les voit souvent déterminer les hémorrhagies que l'infection avait préparées. Elles ne sont en somme que l'étincelle qui met le feu aux poudres.

Nous devons d'ailleurs à la vérité de reconnaître que cette toxi-infection de la coqueluche, à laquelle sont dues ses complications, n'est en général pas très intense ; ce n'est que dans les cas graves qu'on la voit manifester ainsi ses effets nocifs, et ces cas sont en somme heureusement assez rares.

Encore même dans ces cas, comme nous venons de le voir, l'effort des quintes est-il parfois nécessaire pour que l'infection aboutisse à un résultat pathologique appréciable et dans un grand nombre des observations de paralysie que nous rapportons, on peut voir que les effets morbides peuvent être en partie du moins attribués à des infections concomitantes qui sont venues compliquer la coqueluche (broncho-pneumonie, rougeole, scarlatine, tuberculose, etc.) ; ou bien ils ont été facilités par le mauvais état des malades qui amoindrissait la résistance de leurs tissus à l'infection.

OBSERVATIONS

MONOPLÉGIES

1. — Convulsions, coma, paralysie faciale, mort. (Cadet de Gassicourt, *Traité clinique des maladies de l'enfance*, 2ᵉ édit.; 1887, t. ii, p. 329.) (Rapportée plus haut.)

2. — Parésie du bras droit. Guérison. -- Troitzky (*Jahrbuch fur Kinderheilkunde*, t. xxxi, 1890), rapporte dans son mémoire l'observation d'une fillette de 7 ans qui, dans la cinquième semaine d'une coqueluche, fut prise, après des convulsions généralisées, d'une parésie du bras droit qui dura huit jours, puis diminua pour disparaître complètement au bout d'un mois. (In *Mémoire de M. Leroux*.)

3. — Monoplégie brachiale au cours d'une coqueluche. Guérison. — Michel, *thèse* de Paris, 1897.

D... Charles, âgé de 5 ans, entre à l'hôpital de notre ville le 28 juillet 1896.

Son père jouit habituellement d'une bonne santé, quoique en ce moment il soit un peu enrhumé. Sa mère a eu une attaque de rhumatisme articulaire aigu en 1880 et depuis a gardé une maladie de cœur et fréquemment se plaint de douleurs dans les articulations.

Il a six frères et sœurs, tous bien portants actuellement, mais l'un d'eux, âgé de 7 ans, est convalescent d'une coqueluche qui s'est compliquée d'une broncho-pneumonie.

Il y a une quinzaine de jours environ que l'enfant a commencé à tousser.

Pendant la première semaine, cette toux n'a eu aucun caractère particulier et a ressemblé à de la toux de bronchite. En même temps, l'enfant aurait eu de la fièvre. Peu à peu la toux est devenue quinteuse, puis sonore, et, actuellement, l'enfant a des quintes de coqueluche parfaitement nettes, qui s'accompagnent et sont suivies de vomissements alimentaires et glaireux.

Depuis deux jours les parents trouvent l'enfant plus abattu, c'est pour cette raison qu'ils le font entrer.

A l'*examen*, le lendemain, on ne constate l'existence d'aucune complication d'aucune sorte. Les signes de bronchite sont modérés et la température, le soir, n'atteint pas 38°. La coqueluche de l'enfant semble évoluer normalement, le nombre des quintes est modéré ainsi que leur durée et leur intensité, et le pronostic semble devoir être tout à fait favorable, lorsque le 4 septembre au matin, la sœur qui change l'enfant constate la présence d'une paralysie du membre supérieur droit. Cette paralysie ne saurait être attribuée à une compression, car il n'en existe aucune trace sur le bras et l'avant-bras. D'ailleurs, la paralysie n'est pas localisée aux muscles innervés par un seul nerf, mais occupe tous les muscles du membre supérieur, depuis le deltoïde jusqu'aux fléchisseurs et extenseurs des doigts, jusqu'aux muscles des éminences thénar et hypothénar.

Enfin, l'enfant se couche habituellement sur le dos ou sur le côté gauche, jamais sur le côté droit. On ne saurait donc songer à une paralysie par compression. Les signes sont pourtant à peu près ceux d'une névrite periphérique et en particulier on a noté l'abolition des réflexes. Chez un enfant de cet âge, il est bien difficile de savoir s'il y a eu ou non des troubles de la sensibilité. Il est certain que la sensibilité au froid, à la chaleur. à la douleur, est conservée, car l'enfant fait très nettement part de ses impressions. La sensibilité tactile n'a pu être examinée. On ne saurait davantage croire à une paralysie à

frigore. Nous sommes en été, la salle a une température nuit
et jour à peu près uniforme. Aucune maladie, aucune complication intercurrente ne s'est produite, et la coqueluche est la
seule affection de l'enfant avant, pendant et après cette paralysie brachiale.

Les troubles moteurs du membre supérieur droit, après avoir
consisté en une paralysie complète de ce membre pendant
8 jours, sont allés en s'atténuant progressivement.

L'enfant est sorti le 10 octobre complètement guéri de sa
paralysie, mais conservant eucore une toux un peu quinteuse.

4. — Monoplégie du bras gauche. Imbécillité. — Neurath
(*Wiener Klinische Wochensch*, 1896.)

P... A.., 2 ans 1/2, eut la coqueluche à 15 mois avec quintes
très intenses, vomissements et fréquentes attaques éclamptiques. Quand les quintes cessèrent, se développa une paralysie
du bras gauche et l'enfant resta idiot.

5. — Monoplégie brachiale au cours d'une coqueluche. —
(Trousseau, *Cliniques médicales de l'Hôtel-Dieu*. Art. Coqueluche).

« J'ai donné mes soins à une dame qui tombait après les
quintes dans cette sorte d'anéantissement qui suit les attaques
d'épilepsie. De plus, cette dame eut à plusieurs reprises un
commencement de paralysie, un affaiblissement prononcé de
l'un des bras.

6. — Paralysie de la jambe droite au cours d'une coqueluche.
— (Ruhemann, cité par Furbringer, *Société de méd. int. de
Berlin*, 2 novembre 1896).

Chez un petit gamin de 3 ans, une quinte de coqueluche pro-
voqua un état convulsif qui partait de la jambe droite et s'éten-
dait vers le côté gauche. Il resta à la suite une parésie de la
jambe droite avec augmentation des réflexes.

Ruhemann croit qu'il s'est agi dans ce cas d'une hémor
rhagie dans le tiers inférieur de la frontale ascendente gauche.

7. — Aphasie motrice. Guérison. — Troitzky (*Jahrb. f. Kinderh.,* t. xxxi).

Un enfant de trois ans et demi dans le cours d'une coqueluche fébrile, avec broncho-pneumonie, fut atteint d'aphasie
motrice et probablement de surdité verbale. Ces divers troubles,
après une durée de plusieurs mois, guérirent complètement.

8. — Aphasie sensorielle transitoire. Guérison. — Troitzky
(*Jahrb. für Kinderh.,* t. xxxi).

Enfant de 2 ans. Les quintes provoquaient une sorte de sommeil. Plus tard, au déclin de la coqueluche il fut pris de somnolence avec cyanose, pouls petit, respiration de Sheyne-
Stock ; des attaques éclamptiques se produisirent, et l'enfant
présenta de la cécité psychique. Le fond de l'œil était normal.
Les impressions visuelles étaient perçues, mais interprétées de
travers. C'est ainsi que l'enfant prenait un chat pour un chien.
Huit jours plus tard tout était rentré dans l'ordre.

9. — Cécité et surdité psychiques. — Baginsky (Lehrbuch
der Kinderkrankheiten).

Chez une enfant de 3 ans, ateinte de coqueluche, survint brutalement de la cécité et de la surdité psychiques.

L'enfant guérit après un temps assez long. Il ne s'était agi là
pour Baginsky que d'un trouble fonctionnel.

10. — Amaurose à la suite de coqueluche. Mort. — Alexander (*Deutsche medicin.* Wochensch, 1888, p. 204).

Garçon de 3 ans, atteint de coqueluche grave, mois de
juillet 1887, fièvre, agitation nocturne, vomissements. Le 13
août on remarque qu'il ne voit pas les objets qu'on lui présente.
Cécité complète. Cependant il n'y a pas de désordre oculaire
apparent ; les pupilles réagissent sous l'influence de la lumière ;

on ne trouve rien d'anormal au fond de l'œil, si ce n'est un peu de dilatation de la veine centrale. Dès lors, manifestations cérébrales, convulsions des membres du côté droit, coma, mort en 15 jours. On n'a rien trouvé dans l'urine.

L'auteur admet dans ce cas un œdème cérébral localisé primitivement entre les tubercules quadri-jumeaux et la région occipitale.

11. — Cécité transitoire dans la coqueluche. — Jacoby *(New-York medic. journ., 28 fév. 1891).*

Une fillette de six ans fut prise de cécité au cours de la coqueluche sans hémorrhagies rétiniennes, sans manifestations cérébrales, sans albuminurie. La pupille était légèrement trouble. Quelques jours après, la guérison était complète.

12. — Cécité transitoire au cours d'une coqueluche. — *(New-York medic. Journ., 28 fév. 1891).*

Un garçon de huit ans, dans le cours d'une coqueluche présenta des symptômes cérébraux : maux de tête, vomissements, etc..., puis cécité complète avec réaction pupillaire conservée. Pas d'albuminurie. Guérison en 12 jours.

13 et 14. — Hémiopie transitoire. — Freud cité par Fritsche *(Jahrb. f. Kinderh, t. xxix)* a noté deux cas d'hémiopie transitoire survenus après la coqueluche.

15 et 16. — Cécité au cours de la coqueluche. Steffen *(Ziemssen's Handbuch f. Pathol. und Thérapie, 1876)* rapporte le cas d'une petite fille de huit ans qui perdit la vue à l'occasion d'une quinte, et qui resta aveugle jusqu'à la fin de la coqueluche.

Il rappelle en même temps le cas de Sebregondi dont la petite malade, à chaque accès de toux, perdait le pouvoir visuel.

HÉMIPLÉGIES DROITES

17. — Convulsions, parésie faciale droite, hémi anesthésie, cécité psychique, surdité verbale, hémianopsie, hémi anesthésie droite. — Fritzche (*Jahrbuch f. Kinderh.*, t. xxix).

A. H..., 2 ans, atteinte en juin 1888 de coqueluche grave, 25 quintes, fébrile, avec température oscillant entre 38 et 39° 7, avec bronchite et broncho-pneumonie. Le 14 juillet : céphalée depuis deux jours, vomissements; convulsions d'abord à droite, puis généralisées; état comateux ; température 39° et 40°. 15 juillet coma et incontinence ; le 16. même état, huit quintes de toux. Le 19 : l'enfant reprend connaissance, les paralysies se localisent. On reconnaît successivement qu'elle présente de l'aphasie (cécité psychique et surdité verbale), de la parésie faciale du côté droit, des troubles de la vue (hémianopsie) ; puis ultérieurement de l'hémianesthésie du côté droit. Ces phénomènes persistent encore en décembre, c'est à-dire cinq mois après leur début.

18. — Paralysie du bras droit, paralysie faciale droite. Aphasie. Guérison. Marshall. (*The Glascow Medic.J.*, 1885, p. 24).

Jane P..., 5 ans, atteinte de coqueluche depuis quatre semaines ; 15 juin, paroxysmes intenses, fièvre, bronchite généralisée.

17 juin : L'enfant est assoupie, demi-stupeur. Le lendemain on observe la paralysie du bras droit et l'aphasie ; incontinence d'urine ; quintes moins intenses.

19 juin : Température 101° 2 (38° 4), la malade est plus vivante et maintenant s'intéresse à ce qui se passe. Elle entend ce qu'on lui dit ; elle tire la langue quand on lui demande, mais elle est incapable de parler. Elle joue sur son lit avec un petit chat, riant et le caressant d'une main intelligente. Quand on lui demande ce que c'est, elle cherche son nom, mais ne le

trouve pas. Cet état d'aphasie existait probablement depuis un ou deux jours, mais il ne fut pas reconnu en raison de sa demi-inconscience. Le bras droit pouvait se mouvoir légèrement depuis l'épaule ; mais la paralysie semblait complète du coude à l'extrémité. La face était légèrement déviée à gauche pupilles normales, pas de ptosis. Température du soir 100° 2 (37° 8).

20 juin : La malade est prise de convulsions dans la matinée, pendant environ trois minutes, affectant la face, le bras et la jambe du côté droit. Néanmoins l'enfant est mieux ; elle remue le bras plus librement. Elle répond à quelques questions et prononce distinctement le mot « ici ».

A partir du 21 juin l'amélioration est progressive et vers le 26 juillet, il n'y a plus de symptômes nerveux. La coqueluche dure jusqu'en novembre. La guérison est complète, sauf un état mental encore un peu singulier.

19. — Paralysie brachiale et faciale avec aphasie. Guérison. — Lenhartz (in *Th. Wiestinger, Gœttingen*, 1898*).

Lenhartz a observé un cas de monoplégie brachiale et faciale avec aphasie au cours d'une coqueluche chez un petit gamin de 3 ans. Les troubles n'étaient accompagnés que de phénomènes d'excitation cérébrale.

La guérison eut lieu 3 semaines après.

Lenhartz attribue ces phénomènes à une hémorrhagie cérébrale.

20. — Hémiplégie droite, aphasie, convulsions au cours de coqueluche, guérison, épilepsie. — P. Marie (*Progr. méd.*, 1885, p. 167).

Pauline Lem., âgée de dix ans. Sa mère est eczémateuse, ne présente pas de maladie nerveuse. Son père est mort à Bicêtre ataxique après trois ans de séjour dans les hôpitaux. C'était un alcoolique. On ignore s'il avait eu la syphilis. Grand'mère maternelle morte d'émotion en voyant un de ses enfants brûlé. Peu de renseignements sur la famille paternelle.

Les 4 frères et sœurs venus au monde avant Pauline sont morts (3 avant 9 jours, 1 à 14 mois). Il ne semble pas qu'elle ait eu des boutons sur le corps. Cependant chez l'un d'eux le nez coulait. Les deux autres enfants sont parfaitement bien portants.

Pendant la grossesse de cette petite fille, la mère n'a rien éprouvé d'extraordinaire. La petite malade elle-même depuis sa naissance jusqu'à l'âge de cinq ans aurait joui d'une parfaite santé.

A l'âge de 5 ans, vers le mois de novembre 1879, elle avait la coqueluche ; un jour vers les 2 heures de l'après-midi, elle se plaignit d'avoir mal à la tête, cependant elle alla jouer avec d'autres petites filles. Tout d'un coup en voulant leur partager des bonbons qu'on lui avait donné, il lui devint impossible de parler et de se servir de sa main droite ; elle ne tomba pas, mais elle ne pouvait pas marcher. Sa mère la prend et la couche, elle semblait comprendre encore et répondait un peu par signes ; pendant la nuit elle se plaignait et poussait des gémissements inarticulés ; sa mère constata alors qu'elle était tout à fait paralysée de tout le côté droit, elle ne reconnaissait plus personne. Le lendemain matin on s'aperçoit que la bouche était tirée du côté gauche ; à ce moment la jambe et le bras droit ont été pris pendant une heure et demie de mouvements convulsifs d'une grande amplitude ; vers trois heures de l'après-midi, deuxième crise analogue jusqu'à 8 heures du soir ; la nuit elle dort à peu près ; le lendemain nouvelle crise analogue de moindre intensité ; le surlendemain, à 9 heures du soir, crise très forte jusqu'à 2 heures du matin ; le jour suivant elle reprend enfin connaissance. La paralysie de la main et du pied droit avait déjà diminué, mais il restait encore une faiblesse très marquée de ces membres qui peu à peu alla en s'amoindrissant.

Six semaines ou deux mois après ces accidents on s'aperçut

que de temps en temps elle avait de petites absences d'une très courte durée pendant lesquelles elle lâchait tout ce qu'elle tenait ; quelquefois aussi elle éprouvait des vertiges, précédés presque toujours d'une aura dans le bras droit.

En mai 83 elle eut pour la première fois une grande attaque d'épilepsie, et à partir de ce moment celles-ci survinrent environ 2 à 3 fois par mois.

Actuellement la malade a le libre usage de ses membres du côté droit, ceux-ci ne présentent aucune déformation, cependant ils ne sont pas aussi forts que ceux du côté opposé, au dynamomètre. m. dr. $= 17$, m. g. $= 22$; assez souvent aussi elle butte en marchant. l'intelligence est assez développée.

21. — Méningite. Hémiplégie droite. Aphasie, au cours d'une coqueluche.

M. Florand a rapporté, à la Société Médicale des Hôpitaux, l'observation d'une fillette de deux ans, qui, au cours d'une coqueluche grave avec complication broncho-pulmonaire, fut prise d'accidents méningés sur le compte desquels il était impossible de se tromper. Douleurs de tête violentes avec cris, constipation, vomissements, température très élevée, phénomènes convulsifs, d'abord localisés à gauche avec paralysie passagère, puis généralisés, laissant à leur suite une paralysie à droite, complète avec aphasie, paralysie durable qui persiste encore après 3 années mais, fort atténué cependant car l'enfant recommence à marcher et se sert de son bras d'une façon encore maladroite. L'intelligence est intacte et la parole est revenue après plusieurs mois pendant lesquels la petite malade avait totalement perdu l'usage de quelques mots qu'elle avait l'habitude d'employer.

(*Bull. Société Médic Hôpit.*, 24 juin, 1898).

22. — Hémiplégie droite. — Aphasie. — Guérison. — Oppenheim (*Deutsche médicinische Wochenschrift* 1896, n° 17).

Le 12 juillet 1895, un garçon de 8 ans, atteint de coqueluche

est jusque-là en bonne santé, tomba soudain dans un état
inexplicable pour les parents et, d'ailleurs, assez obscur pour
moi-même. Il était complètement sans conscience et ne répondait par suite, à aucune des questions qui lui étaient posées, se
jetait continuellement de côté et d'autre dans son lit, avec cela
émettait des sons brefs et incompréhensibles qui sonnaient
à peu près comme maman, ou autres mots du même genre.
Pas de fièvre, réflexes tendineux et pupillaires normaux. Le
diagnostic d'empoisonnement soupçonné dut bientôt être aban-
donné et je pensai à une affection gastro-intestinale, car le
gamin avait vomi, et depuis deux jours n'avait eu, disait-on,
aucune selle. Cependant, l'administration d'un lavement, l'administration de plusieurs cachets de calomel, furent sans action sur l'état général. La même nuit encore, se produisirent
des symptômes qui mettaient hors de doute la présence d'une
affection cérébrale. L'agitation continuelle fit place peu à peu
au repos dans le décubitus avec une complète somnolence et il
se produisit doucement, d'abord, des secousses dans le territoire
du facial droit. Ces secousses survenaient par attaque, et on
put observer qu'il s'y associait presque toujours des quintes
de coqueluche. Ces attaques, au moment où elles eurent leur
plus grande intensité, c'est-à-dire l'après-midi de ce jour
et la nuit suivante, se suivaient toutes les 5 ou toutes les
10 minutes malgré l'administration de lavements bromurés
lesquels, une seule fois, semblèrent procurer une courte phase
de repos. Dans la 2ᵉ nuit, je remarquai une fois et passagère-
ment une élévation de température de 39º2 qui, en tout cas,
était provoquée par une agitation musculaire extrême, à ce
moment le pouls était à 120. En dehors de quoi la température
restait dans les limites normales, les urines furent normales,
la plupart du temps, 80 pulsions.

A partir du troisième jour la fréquence et la violence des
attaques diminuèrent peu à peu. Les pupilles étaient restées
normales, mais on pouvait cependant constater entre les attaques convulsives, une paralysie flasque du bras et de la jambe

droite, avec abolition des réflexes tendineux de ce côté. Le sixième jour, la conscience sembla s'éclaircir, le patient demandait plus souvent de la nourriture, cependant il arrivait qu'il ne trouvait pas toujours le mot voulu, et aussi il n'arrivait à construire aucune phrase. Seulement à partir du dixième jour le langage redevint correct et peu à peu les extrémités droites, la jambe d'abord avaient recouvré leur fonction.

Les réflexes tendineux réapparurent et les secousses cessèrent complètement, bien que la coqueluche persistât encore. A la fin de la troisième semaine, le garçonnet allait et venait, et pouvait être considéré comme guéri.

Dans ce cas il n'y a pas de doute qu'une hémorrhagie cérébrale n'ait eu lieu dans le territoire gauche et cela certainement sur le siège moteur et verbal, hémorrhagie provoquée par une rupture vasculaire consécutive aux quintes. Je veux mentionner que le gamin sur le conseil de son père, s'était habitué, lorsqu'allait survenir une attaque, à tenir fermés la bouche et le nez et à gonfler les joues pour réprimer la quinte. Il est à peine besoin de discuter si le procédé, par son application, devait produire une pression sanguine extraordinairement élevée et contribuer à la rupture vasculaire.

23. — Hémiplégie droite avec aphasie. — Osler (*Medic. news*, 1888).

Une petite fille de 7 ans était atteinte de coqueluche. Tout à coup survinrent des convulsions, après quoi persista une hémiplégie droite avec aphasie. La démarche a gardé le caractère hémiplégique. L'enfant n'a pas de force dans les doigts, et de temps en temps survient un tremblement de tout le bras. La jambe droite reste traînante.

Diagnostic. Hémorrhagie cérébrale au cours d'une coqueluche.

24. — Hémiplégie droite. Aphasie motrice. Guérison. — James Finlayson (*Jahrbuch f. Kinderh.*, t. x).

Une jeune fille de sept ans qui fut atteinte d'une hémiplégie droite avec aphasie au déclin d'une coqueluche. L'enfant prononçait seulement, le mot « mama », mais comprenait tout, reconnaissant les images et les objets.

Après une aggravation de cet état précédée de convulsions de courte durée, la guérison complète survint au bout de trois semaines.

25. — Hémiplégie droite. Aphasie. Guérison. Puis rechute. — Le docteur Guthrie a observé une hémiplégie droite avec aphasie survenue brusquement dans une attaque de coqueluche. L'hémiplégie passa quelques mois après et la parole revint ; quand une attaque nouvelle d'hémiplégie survint et persista ainsi que l'aphasie. (D'après le mémoire de M. Leroux.)

26 et 27.— Hémiplégie droite, aphasie, athétose consécutive.

West en 1887 signala à la Société clinique de Londres un enfant atteint de coqueluche qui dans une quinte fut frappé d'hémiplégie droite et d'aphasie avec contracture légère ultérieurement suivie d'athétose. Pareil fait a été signale par Radcliff Croker.

D'après West, il y aurait en pareil cas hémorrhagie des ganglions cérébraux tandis que pour Broabdent la lésion serait plutôt corticale. Ceci expliquerait mieux l'aphasie mais ne concorderait guère avec les mouvements d'athétose. (In *Thèse* Horveno.)

28. — Coqueluche grave. Tuberc. sommet droit. Hémiplégie droite. — Ch. Leroux (inédite).

Ernest C..., 4 ans. — Coqueluche depuis 4 mois, grave, avec fièvre, quintes intenses et répétées, vomissements, etc.

Dans le premier mois de la coqueluche, fluxion de poitrine à droite avec fièvre pendant quinze jours et état général grave.

Au troisième mois de la coqueluche apparition progressive

mais rapide d'hémiplégie du côté droit sans apoplexie au début.

Actuellement, quatrième mois de la coqueluche, 27e jour de la paralysie, on constate une hémiplégie droite complète ; face, langue, voile du palais, aphasie probable mais difficile à constater car l'enfant crie et ne parle pas, en tout cas, difficulté de parler ; parésie des membres supérieurs et inférieurs, pas de troubles de la sensibilité générale ou spéciale, pas d'incontinence ; constipation. Déglutition facile, pas de signes de méningite.

Bronchite généralisée. Râles sibilants et ronflants dans toute la poitrine, quelques râles muqueux disséminés. Au sommet droit dans les régions sus et sous-épineuses, submatité, souffle inspiratoire et expiratoire, râles sous-crépitants abondants : en somme signes de cavernules : dilatations bronchiques ou tuberculose ; probablement tubercules ramollis. Amaigrissement, sueurs nuit et jour, fièvre rémittente. Encore quelques quintes de temps en temps. Rien au cœur. Pas d'accès apoplectiques au début.

Antécédents : Pas de tuberculose ni de syphilis chez ses père et mère non plus que chez ses frères et sœurs.

Personnellement, pas de lésions spécifiques, pas de maladies antérieures à la coqueluche.

Le malade a été perdu de vue et on ne connaît pas l'évolution de cette hémiplégie.

29. — Hémiplégie droite complète. Guérison. Chorée consécutive. Théodor (de Kœnigsberg). (*Archio. für Kinderh.*, t. xx.)

Une fillette de 8 ans au moment d'une quinte, perdit connaissance et tomba par terre. Au bout de quelque temps, elle revint à elle, et on trouva une hémiplégie droite complète avec paralysie du facial inférieur droit.

La paralysie persista pendant quatre semaines ; les mouvements revinrent d'abord dans le membre inférieur ; la paralysie faciale disparut en dernier lieu. La coqueluche suivit son évolution et dura encore·six semaines : un mois environ après la guérison de la coqueluche, l'enfant fut prise de chorée vulgaire qui débuta dans le côté paralysé.

A noter que le cœur était normal avant l'attaque d'hémiplégie et ne fut pas touché plus tard au cours de la chorée.

30. — Hémiplégie droite. Strabisme. Hémiopie droite. Guérison. — Silex *(Berliner Klinische Wochenschrift, 1888).*

Elise S..., 20 mois, atteinte de coqueluche depuis trois mois, absorbe deux doses de morphine à la place de calomel ; état comateux pendant deux jours. Au réveil, hémiplégie droite avec strabisme divergent de l'œil gauche. L'analyse des symptômes permet de constater un affaiblissement de la vue avec hémiopie droite. L'hémiplégie disparut au bout de quelques jours ; les troubles visuels ont persisté plus longtemps.

L'auteur ne croit pas à l'influence de la morphine et pense qu'il s'agit d'une hémorrhagie cérébrale survenue au cours de la coqueluche ; et place le siège probable de la lésion passagère au niveau de la partie postérieure de la capsule interne gauche.

31. — Hémiplégie droite avec paralysie faciale. R. Neurath. *(Wiener Klinische Wochenschrift, 1896).*

M. F..., un an, coqueluche depuis onze semaines, quintes très affaiblies. L'enfant crie toute une journée et le lendemain la mère constate un affaiblissement du bras et de la jambe droite. Le pli naso-labial droit, au repos est moins prononcé que le gauche. Bras droit fléchi à angle obtus, poignet fléchi ; relevé, le bras tombe.

L'extension du coude donne lieu à une résistance très forte ; l'extension du pouce enfermé dans les autres doigts est plus facile ; réflexes tendineux normaux. Le membre inférieur droit est affaibli et traîne dans la marche.

32. — Hémiplégie droite. Osler (*Medic.News*, 1888).

Enfant de cinq ans atteint de coqueluche après avoir eu la scarlatine 2 ans1/2 auparavant.

Tout à coup, un jour, étant à table il perdit la force dans le bras et la jambe droite, en même temps son visage se convulsait.

Actuellement l'enfant se sert peu de sa main droite, les mouvements du bras sont bien possibles mais il y subsiste des mouvements choréiformes constants. Le pied droit est presque rétourné et la démarche conserve le caractère hémiplégique. Pas d'atrophie musculaire.

L'auteur attribue les phénomènes à une hémorrhagie cérébrale provoquée par les quintes de la coqueluche.

33. — Hémiplégie spasmodique droite. Athétose.

Le docteur Rolleston a présenté à la Société médicale de Londres l'observation d'une fillette de 13 ans atteinte d'une hémiplégie spasmodique du côté droit avec athétose. Cet état datait d'une attaque de coqueluche survenue à l'âge de dix mois.

L'auteur attribue l'hémiplégie à une hémorrhagie corticale produite pendant une quinte de toux. (D'après le mémoire de M. Leroux.)

34. — Tuberculose torpide ; coqueluche avec hémiparésie droite par ramollissement du lobule paracentral.

Rupture d'un anévrysme de Rassmutten et mort brusque. — Docteur Moizard (in *thèse* d'Horveno, Paris, 1899).

Marguerite X... 20 mois, entre le 9 décembre 1898 à la salle II. Roger, service du docteur Moizard, pour une coqueluche avec faiblesse des membres du côté droit.

Les parents de cette enfant ont toujours été bien portants.

Un autre enfant bien portant.

Un autre mort à sa naissance.

L'enfant est née à terme, fut nourrie au sein par sa mère.

Parole et marche précoces. Dentition retardée (première dent à 14 mois et demi).

L'enfant est très forte, n'eut aucune maladie jusqu'au mois d'août dernier où elle fut prise d'une diarrhée intense avec vomissements et toux grave. On attribua tous ces accidents au sevrage, ils disparurent très rapidement, seule la toux persista.

A la fin d'octobre celle-ci devenait nettement quinteuse, mais sans reprise.

Trois semaines avant son entrée à l'hôpital l'état de l'enfant s'aggrava brusquement.

Pendant deux jours elle eut des convulsions (la mère ne peut dire si ces convulsions furent localisées ou généralisées) et des vomissements ayant tous les caractères des vomissements d'origine cérébrale.

Le huitième jour on s'aperçut que le bras et la jambe du côté droit étaient absolument inertes.

A l'arrivée de l'enfant on est frappé par l'hémiparésie qu'elle présente du côté droit ; soulevés, le bras et la jambe retombent mollement, mais il n'y a pas de paralysie complète ; car l'enfant esquisse quelques mouvements musculaires d'ailleurs extrêmement réduits. Le corps est entrainé du côté gauche, lorsqu'elle est au lit.

Il n'y a pas trace de paralysie faciale. Les réflexes rotuliens et plantaires sont abolis du côté droit ; ils sont conservés à gauche. L'enfant peut serrer un objet avec la main gauche, elle ne peut fermer la main droite. Il y a même de l'hémianesthésie du côté droit plus marquée au niveau du tronc. La face est respectée.

Du côté gauche aucun trouble de la sensibilité. Comme troubles trophiques on note une diminution notable de la température du côté droit, ainsi que de l'œdème du pied et de la main de ce même côté, qui daterait de deux jours avant l'entrée de l'enfant à l'hôpital.

Le facies est pâle et légèrement bouffi. Les quintes de coqueluche sont nettes et au nombre moyen de 3 à 5 par jour. L'oppression est grande, bien qu'à l'auscultation on ne trouve que des râles de bronchite disséminés dans toute la poitrine.

La langue est saburrale, le frein présente l'ulcération traumatique ordinaire de la coqueluche. La gorge est normale. Il y a de la constipation. Le cœur et le pouls sont bons. Le foie est gros, la rate normale.

La température s'élève à 38º9 le jour de l'entrée. La petite malade est abattue et boit peu de lait.

L'urine de l'enfant ne contient pas d'albumine.

On lui administre le lendemain de son arrivée une purgation au calomel; cataplasmes sinapisés matin et soir sur la poitrine, potion de Todd avec un gramme d'acétate d'ammoniaque.

Les jours suivants sirop iodo-tannique.

L'état de l'enfant reste plusieurs jours stationnaire, la température reste toujours élevée, les phénomènes d'auscultation se modifient peu, si ce n'est l'apparition d'un souffle rude à la partie supérieure du poumon gauche. Les quintes de coqueluche ne diminuent pas, au contraire.

Le 18 décembre, à six heures du matin, à la suite d'une quinte violente, l'enfant est prise d'une hémoptysie très légère. Depuis deux ou trois jours, elle a maigri considérablement. Le facies est très pâle, la respiration très fréquente et le pouls rapide. L'auscultation fait entendre des râles sous-crépitants disséminés en avant et en arrière. Au sommet gauche, surtout en arrière, on perçoit un souffle très rude entouré de quelques râles crépitants avec un peu de matité à ce niveau. L'enfant urine peu.

Une demi-heure après cette légère hémoptysie l'enfant a une selle noire liquide renfermant du sang spumeux en très grande abondance.

A neuf heures et demie l'enfant commence une nouvelle quinte qui amène rapidement une seconde hémoptysie. Celle-ci devient vite très abondante, le sang sort par la bouche et le nez à large flot, il est absolument rutilant. En moins d'une minute, l'enfant, après avoir rendu beaucoup de sang, est prise de convulsions toniques des membres, des deux côtés, et succombe.

Autopsie. — Ganglions trachéo-bronchiques volumineux et transformés en blocs caséeux.

Poumon droit, broncho-pneumonie généralisée, granulations tuberculeuses très nombreuses.

Poumon gauche : à la partie moyenne du lobe supérieur, caverne de la dimension d'une pièce de deux francs remplie de sang, présentant un anévrysme de Rassmussen très net. A la partie externe du poumon gauche gros bloc caséeux pénétrant le poumon comme un coin, sur une longueur de trois centimètres, granulations tuberculeuses nombreuses et foyers de broncho-pneumonie disséminés dans le reste du poumon.

Plèvres, cœur, péricarde, rien d'anormal.

Foie, granulations fines très nombreuses à la surface et sur la coupe, de même dans la rate.

Reins, à peine quelques rares granulations.

Mésentère rempli de ganglions hypertrophiés et caséeux. Ulcérations à contours irréguliers sur la muqueuse intestinale près de la valvule iléo-cœcale.

Le cerveau présente au niveau de l'hémisphère gauche, sur le bord supérieur, une large plaque de méningite. Cette plaque mesure l'étendue d'une pièce de 5 fr., les méninges ont à ce niveau une épaisseur au moins quintuple de celle qui existe à l'état normal. Toute la partie supérieure du lobule paracentral et des frontale et pariétale ascendantes qui avoisine le bord supérieur de l'hémisphère est tapissé par cette pachyméningite caséeuse. Il n'y a pas de granulations ailleurs.

Si on fait des coupes dans cet hémisphère on tombe sur un foyer de ramollissement récent qui a envahi la presque totalité de la substance blanche du lobule paracentral dans lequel il s'enfonce en forme de coin sur une étendue d'environ 4 centimètres et atteint ainsi le voisinage du ventricule latéral.

Sur la périphérie de ce foyer de ramollissement à la partie

postérieure on trouve un petit foyer d'hémorrhagie qui a déterminé le ramollissement. Tout le reste du centre ovale de cet hémisphère présente un piqueté hémorrhagique nettement accusé.

Dans l'hémisphère droit on aperçoit à la partie antéro-supérieure du gyrus supra-marginalis une granulation tuberculeuse assez grosse. Sur le bord supérieur de l'hémisphère juste en face de la plaque de pachy-méningite de l'hémisphère opposé il existe des traces très légères de méningite.

Rien du côté de la base du cerveau. Sylviennes et ventricules sont normaux.

La moelle et les nerfs périphériques n'ont pu être examinés.

Conclusions. — 1º Nous avons eu affaire à une caverne pulmonaire avec anévrysme de Rassmussen, ce qui n'est pas très fréquent chez l'enfant.

2º Hémiparésie due à la coqueluche et répondant à un foyer de ramollissement du lobule paracentral gauche.

3º La coqueluche peut donner un violent coup de fouet à une tuberculose torpide antérieure.

4º Les quintes de coqueluche peuvent provoquer chez un enfant dont les vaisseaux étaient déjà friables naturellement des ruptures vasculaires dans le cerveau, au niveau d'ulcérations intestinales et *d'anévrysmes de Rassmussen.*

35. — Hémiplégie droite, épilepsie jacksonienne. Guérison par Mac. Kerron (*Brit. Med. Journ.*, 12 sept. 1876, t. ii, p. 651).

J. L..., âgée de 5 ans 9 mois, examinée pour la première fois le 29 mars 1873 ; depuis trois semaines, coqueluche de moyenne intensité.

Dans l'après-midi du 28 mars, elle se plaignit d'un mal de tête et d'un violent malaise. Quand on la coucha, elle eut un vomissement. Pendant la nuit, elle devint plus malade, et paraissait anéantie et parfois inconsciente. Le matin suivant, je la trouvai abattue et dans un coma incomplet, irritable quand on s'occupait d'elle. On constate une hémiplégie droite ; la paralysie du bras était complète, celle de la jambe incomplète. Elle détournait la tête de la lumière.

Pouls régulier à 90 ; température 98o8 F (36o6); bruits du cœur normaux. Pas de prédisposition héréditaire tuberculeuse ou syphilitique.

J'exprimai l'opinion que cet état résultait d'une hémorrhagie due à la pression exercée sur les vaisseaux encéphaliques dans les paroxysmes de la coqueluche.

Le 30 mars, le coma augmenté, pouls 114, température 101o F (38o26). Deux ou trois fois dans la nuit elle pousse un cri encéphalique.

Durant la nuit et la matinée, elle fut prise de convulsions unilatérales du côté droit, commençant par le pouce et ensuite gagnant le bras et la jambe. Chaque attaque durant de trois à cinq minutes.

Le matin, 31 mars, coma complet ; la tête est plus tournée à droite, la face regardant l'épaule droite ; pas de contracture, mais la tête reprenait la même position. Pupilles normales, mais réagissant très lentement. Température normale, pouls à 98, inégal.

Pendant la nuit, les convulsions continuèrent à revenir, et quand nous la vîmes, le 1er avril, avec le docteur Reidell, l'état n'était point changé. L'enfant avait une convulsion, les mouvements commençaient par le pouce droit, y restaient confinés quelques secondes, puis passaient rapidement à la main, au bras, à la jambe, à la face, à la paupière, durant environ trois minutes. Les pupilles étaient remarquablement dilatées pendant les convulsions. Après l'accès, on trouve que la jambe droite répond faiblement aux fortes excitations.

La bouche était tirée vers la gauche, la face regardait à droite. L'ophtalmoscope ne révélait rien d'anormal.

Mêmes convulsions pendant la nuit, coma moins marqué ; pouls à 94, toujours retardé, température normale.

Le 3 avril. Coma moindre, l'enfant comprend les questions ; légère augmentation de la force dans la jambe. Les convulsions se reproduisent de temps en temps, beaucoup plus fortes, la langue, projetée au dehors, est déviée à droite.

4 avril. L'enfant est plus éveillée, pas de convulsions.

5 avril. La jambe est plus forte, les mouvements volontaires du bras sont plus libres. A partir de cette date l'enfant fit de rapides progrès, et le 11 avril, il lui était permis de se lever. Elle marchait, mais avec un léger traînement de la jambe droite. Elle pouvait se servir de la main et du bras droit, mais encore avec une notable parésie. Tous les symptômes de la paralysie faciale avaient disparu ; la langue était tirée directement.

Stomatite légère avec deux érosions.

Au bout de trois mois, pas de de différence dans les deux jambes, le bras droit avait presque complètement repris sa force. L'enfant évitait cependant de s'en servir, préférant sa main gauche.

Dès l'apparition des symptômes d'hémorrhagie cérébrale, les paroxysmes de la coqueluche avaient entièrement disparu.

36. — Convulsions, hémiplégie droite. J. Simon (*Revue des maladies de l'enfance*. 1883, p. 563.)

Les congestions répétées de la coqueluche grave ont déterminé chez une fillette de 5 ans 1/2 des convulsions nombreuses, diurnes et nocturnes, qui ont failli l'emporter et ont laissé un affaiblissement du bras droit et de la jambe correspondante.

Cette parésie s'accompagne de convulsions épileptiformes débutant par les extrémités digitales.

37. — Hémiplégie droite. (Baguisky (*Lehrbuch der Kinder kran-kheiten* a vu un cas d'hémorragie cérébrale spontanée chez un gamin de deux ans qui était atteint de coqueluche très grave, et qui garda à la suite de cette hémorrhagie une hémiplégie droite. (D'après Hockenjos).

HÉMIPLÉGIES GAUCHES

38. — Paralysie faciale et brachiale gauche. Mort. 3 foyers
d'hémorrhagie cérébrale. — Marshall (*The Glasgow medic.
journ.*, 1885.)

Un enfant de deux ans, atteint depuis six semaines d'une
coqueluche grave, fébrile, avec bronchite généralisée, tomba,
au déclin de la période des quintes, dans un état comateux
profond.

On observa de la paralysie de la face et du bras gauche ;
l'enfant succomba au bout de quelques jours. A l'autopsie on
trouva trois foyers multiples d'hémorrhagie cérébrale. (D'après
le mémoire de M. Leroux).

39. — Hémiplégie gauche complète au cours de coqueluche.
Mort. Autopsie. Hyperhémie veineuse et capillaire ; pas d'hémorrhagie. — Luce. (*Deutsche Zeitschrift fur Nervenheilkunde*, t. xii, 1898).

Georges Hahn, 5 ans, est amené le 22 juin à la polyclinique.
Au dire de la mère l'enfant a la coqueluche depuis quatre semaines. Le 21 juin, pendant qu'on baignait l'enfant, une
quinte de coqueluche survint, le visage se cyanosa, des convulsions se manifestèrent sur le visage et dans tout le corps et
aussitôt, en le retirant du bain, on remarqua que la jambe et le
bras du côté gauche étaient paralysés.

Je constatai un collapsus complet, légère somnolence, des
râles sonores abondants dans toute l'étendue des poumons, en
particulier dans les deux lobes inférieurs ; dans le décubitus
dorsal, la tête et les yeux sont en déviation forcée vers la gauche. Hémiplégie gauche typique intéressant le facial et l'hypo-
glosse, sensibilité à la douleur intacte : quand on pique, la moitié gauche du corps, l'enfant contracte douloureusement la
moitié droite du visage et fait des mouvements de défense éner-

giques avec le bras droit. Il peut s'asseoir, mais non se tenir debout ni marcher.

L'enfant est admis immédiatement à la clinique universitaire. Là l'état ci-dessus décrit, fut observé plus au long. Chaque quinte de coqueluche est accompagnée d'un profond coma et de convulsions cloniques de la moitié gauche du visage et surtout des extrémités gauches. Toutefois en même temps il se produisait assez souvent des secousses cloniques des extrémités droites. Les muscles du côté gauche du cou sont surtout fortement atteints. Pendant les convulsions, torsion externe de la tête vers la gauche. Le masséter gauche également pendant l'attaque est très contracté. La piqûre du côté gauche donne une réaction lâche, celle du côté droit une réaction prompte. Température 39º5.

23 juin. — Depuis l'admission 30 attaques, déviation conjuguée, hémiplégie totale gauche persistante. Les attaques sont surtout du côté gauche, mais aussi quelquefois intéressent la moitié droite du corps. Le soir, exitus letalis.

24 juin matin. — Autopsie. J'extrais du compte-rendu seulement l'essentiel.

Poids du cerveau : 1340 grammes. Dans les sinus fraîche coagulation, veines des méninges injectées. Les carotides et les artères sylviennes contiennent du sang liquide. Les ventricules latéraux ont leurs cornes postérieures élargies, épendyme épaissi chroniquement, grenu, troisième et quatrième ventricules normaux. Nulle part d'hémorrhagie ni de foyers dans l'écorce, ni dans la substance blanche des hémisphères, ni non plus dans les pédoncules cérébraux, ni dans la partie supérieure de la moelle cervicale.

Au contraire, un haut degré d'hyperémie de la substance grise, substance des grands ganglions, sans foyer, la substance cérébrale dans son ensemble présente des pointillés sanguins.

Diagnostic anatomique. Bronchectasie chronique, foyers de broncho-pneumonie récents avec pleurésie fibrineuse, hyper-

trophie et dilatation du ventricule droit, dégénérescence graisseuse du myocarde, hydrocéphalie, épendymite chronique :
hyperhémies veineuses du cerveau.

Les pédoncules cérébraux suivis depuis la portion distale du
thalamus jusqu'à la partie supérieure de la moelle cervicale
inclusivement furent durcis dans le Muller. Après définitif
surdurcissement dans l'alcool, ils furent inclus dans la celloï-
dine et un grand nombre de coupes des différents niveaux de
l'axe cérébral, en particulier de toutes les régions des noyaux
cérébraux, furent pratiquées et colorées avec l'hématoxyline.

Dans ces préparations à l'hématoxyline, une chose s'impo-
sait avant tout, à savoir : l'hyperhémie colossale des veines et
des capillaires. Déjà à un faible grossissement on peut très bien
reconnaître comment toute là section transversale de la mœlle
allongée est traversée par un réseau à mailles étroites de capillaires fins. Le nombre des troncs vasculaires plus importants
semble par suite de la réplétion sanguine de tous les vaisseaux
relativement augmenté. Sur aucune des nombreuses préparations exécutées on n'a pu déceler des hémorragies périvascu-
laires ou péricapillaires. Les parois vasculaires montraient
partout un caractère absolument normal. Aucun épaississement, ni augmentation des noyaux dans aucune de leurs cou-
ches.

40. — Hémiplégie gauche. Mort. Hémorrhagie cérébrale
multiple. — Stièbel (*Journal f. Kinderheilk.*, vol. XXVI, 1856).

Un petit gamin soigné depuis déjà deux mois à l'hôpital pour
coqueluche, montra subitement des phénomènes paralytiques
du côté gauche. Les jours suivants somnolence, strabisme,
mystagmus, ptosis, et le neuvième jour exitus letalis.

Résultat de l'autopsie. — Les hémisphères cérébraux, à la
section transversale montrent des points sanguins nombreux.
A la partie externe du ventricule latéral droit, juste au dessus
de la fosse de Sylvius se trouve une extravasation sanguine de

la grosseur d'un haricot, qui est entourée d'une masse cérébrale
en état de ramollissement rouge.

41. — Hémiplégie gauche suivie de mouvements choréiformes dans la face, d'imbécilité, d'épilepsie. — Osler (*Medic.
News*, 1888).

J. D..., 14 ans. Coqueluche a 2 ans qui se compliqua d'hémiplégie gauche. La démarche à le caractère hémiplégique et les
muscles du côté gauche du visage présentent des mouvements
choréiformes. Avec cela l'enfant est faible d'esprit et épileptique.

Les accidents sont attribués à une hémorrhagie cérébrale
provoquée par la coqueluche.

42. — Hémiplégie gauche progressive. Mélancolie, au
cours d'une coqueluche. Guérison. — Mœbius (*Centralbl. f.
Nervenh. und. Psych.*, 1887, n° 21).

..... Le 4 juin 1887 un garçon de quatre ans fut amené à la
polyclinique de l'Université de Leipsig. Cet enfant né de
parents bien portants ; sain et vigoureux depuis sa naissance ;
avait surmonté facilement une rougeole pendant l'été 1886.
Pendant l'hiver il fut atteint de coqueluche après sa sœur, de
deux ans plus âgée. Les quintes de toux n'avaient pris aucun
caractère de gravité chez ce petit garçon, elles s'étaient pro-
duites seulement pendant le jour. Cependant la maladie avait
traîné en longueur et depuis quatorze jours seulement la cessation de la toux était complète. Six semaines auparavant la mère
avait remarqué que les doigts de la main gauche étaient refermés sur le pouce et que l'enfant ne se servait pas de sa main
gauche. C'est plus tard seulement qu'on remarqua que son pied
gauche durant la marche traînait sur le sol et seulement pendant les derniers jours que les traits du visage avaient gauchi.

La mère assura avec une grande certitude que les symptômes
paralytiques s'étaient établis d'une façon graduelle et avaient
constamment augmenté, que jamais il n'avait été observé de

convulsions, de perte de connaissance, de signes fébriles, de vomissement, de céphalée. Par contre, en même temps que la paralysie s'était, produite une surprenante modification de l'habitus général.

L'enfant, jusque là gai et gracieux, était devenu bougon et insupportable. Finalement, il avait pleuré presque toute la journée ; il avait par moments couru de ci de là dans la chambre, le visage rouge et poussant de grands cris avec une excitation visible. Sommeil agité, interrompu pour crier et pleurer. Il persista une hémiparésie totale. La salive coulait de la commissure buccale gauche qui pendait. La langue était en vérité tirée à peu près droite lors des examens répétés, mais il se produisit qu'elle pouvait être remuée vers la droite, mais quand elle essayait de se mouvoir vers la gauche elle ne pouvait dépasser la moitié du chemin. Si l'on commandait à l'enfant de mettre la langue dans la commissure gauche, il saisissait la langue avec la main droite et la conduisait vers la gauche. Mouvements des yeux tout à fait normaux. Bras gauche maintenu dans l'attitude courbée habituelle à l'hémiplégie, les doigts refermés sur le pouce, raideur minime dans l'épaule et dans l'articulation du coude ; raideur plus grande au poignet ; la jambe était étendue, le pied en léger varus équin. La marche ressemblait à celle d'un hémiplégique adulte, la jambe étendue était portée en avant par un mouvement convexe en dehors, la pointe du pied traînait sur le sol, les réflexes tendineux étaient augmentés du côté gauche, les réflexes crémastériens et abdominal étaient supprimés de ce côté. Il ne semblait pas y avoir de troubles de la sensibilité de ce côté, l'urine ne contenait aucun élément anormal. L'enfant pleurait d'une façon continuelle et son visage avait un aspect de tristesse extrême. On donna du bromure (matin et soir 1 gr. 50). En outre on pratiqua des mouvements passifs dans les membres paralysés. Le 21 juillet la mère rapporta que l'enfant dormait bien, pleurait encore beaucoup ; mais qu'il se tenait tranquille pendant des heures. Les mouvements volontaires des membres étaient devenus indubitablement plus étendus. Le 11 août on pouvait obtenir de l'enfant du rire et quelques mots. Le langage consistait en un balbutiement difficile à comprendre, cependant à toutes les questions il était répondu d'une façon exacte. Au dire de la mère le langage était tout différent et complètement clair avant la maladie. Cependant l'enfant pendant toute la maladie avait continué à tout comprendre et n'avait jamais été embarrassé pour trouver le mot juste. L'enfant, disait-elle, était encore très excitable et chaque matin pleurait au lit sans causes. Pourtant il dormait bien, et pendant toute la journée était assez enjoué. Les mouvements de la main gauche étaient nettement ataxiques ; la marche plus rapide et plus sûre qu'auparavant mais présentait encore le caractère ci dessus décrit. Depuis lors l'état est resté à peu près le même.

Mœbius fait ensuite remarquer le développement lent et progressif de la paralysie ; les troubles mentaux qui accompagnèrent cette paralysie lui semblent devoir être considérés comme de la mélancolie.

Quant à la cause de ces troubles. il en fait une sclérose cérébrale provoquée par la coqueluche, comme on peut en voir se produire à la suite des maladies infectieuses.

43. — Hémiplégie gauche complète. Surdité. Mort par complication pulmonaire. — Hamilton. (*Montreal medical journal*, 1896, décembre).

Petite fille de 5 ans. Depuis 5 semaines coqueluche intense avec des symptômes évidents de complication pulmonaire.

Un jour se produisirent des douleurs de tête et de la surdité avec convulsions des extrémités inférieures. Au bout de deux jours s'affirma une paralysie complète du côté gauche. A quoi s'associèrent à différents intervales des convulsions du côté gauche ; en outre déviation de la tête et des yeux, mystagmus, inégalité pupillaire, absence du réflexe patellaire et de clonus du pied. Incontinence des matières et des urines. Les symptômes hémiplégiques s'améliorèrent durant que les symptômes

de broncho-pneumonie gagnaient en étendue. Alors se produisirent des hémoptysies revenant par intervalle sans que dans
l'expectoration on pût déceler le bacille de la tuberculose.

L'étude du cœur, de l'abdomen, des urines, fut négative,
et la mort se produisit dans le délire et l'asphyxie progressive.

L'autopsie ne put être faite, aussi n'a-t-on pas pu décider à
quelle cause il fallait rapporter les symptômes hémiplégiques.

44. — Convulsions, hémiplégie gauche, paralysie du facial
inférieur gauche, contractures consécutives. — R. Neurath.
(*Wiener Klin. Wochensch.*, 1896).

Enfant de dix-huit mois, rougeole au dernier printemps avec
attaque convulsive de courte durée ; en septembre 1895, coqueluche.

A la quatrième semaine de la maladie, convulsions générales,
puis unilatérales pendant dix-huit heures ; hémiplégie gauche
consécutive avec parésie légère du facial inférieur gauche.
Ultérieurement contracture des membres avec exagération des
réflexes.

45. — Hémiplégie gauche. Guérison. — Zimmer (*Revue
médicale de la Suisse Romande*, 1893, t. ii, p. 713.)

Un enfant est pris, après une forte quinte de convulsions,
de coma, puis on constate une hémiplégie gauche complète.

Cette hémiplégie dura une quinzaine de jours et guérit
graduellement.

Zimmer pense qu'on doit l'attribuer à un petit foyer d'hémorrhagie cérébrale qui subit une résorption complète.

46. — Hémiplégie gauche. Mort. — Evans (*The Lancet*, 1895)
Enfant de 5 ans présentant des quintes très intenses.

Un matin se montra une paralysie de l'accommodation, en

même temps paralysie des extrémités. L'enfant ne répondait pas aux questions qu'on lui posait.

Le jour suivant rétention d'urine, difficulté de la déglutition, hémiplégie gauche.

On posa le diagnostic de rupture d'un vaisseau de la base du côté droit de la protubérance avec hémorrhagie dans les méninges avec compression locale et générale. Pour sauver l'enfant on trépana et une sonde fut introduite jusqu'à la tente. Dès lors il se mit à couler par heure 3 onces de liquide céphalo-rachidien sanguinolent.

Les syptômes cérébraux s'amendèrent. Cependant la mort survint au bout de 10 heures. Le siège précis de l'hémorrhagie ne put être reconnu car l'autopsie fut refusée.

47. — Hémiplégie gauche. Mort, hyperhémie cérébrale avec hémorrhagie ponctiforme dans la protubérance et le plancher du 4e ventricule. — *E. Hockenjos (thèse* de Bâle. 1900).

Fritz F..., 3 ans 1/2, a été depuis la naissance un enfant malingre. Depuis deux ans et demi il est en traitement pour un ramollissement de la cornée. En outre eut constamment à souffrir d'éruption, et fit une pneumonie. Entrée à l'hôpital pour un début de cyphose le 6 juin 1897. La gibbosité qui atteignait la douzième dorsale et la première lombaire fut redressée d'après la méthode de Calot.

Pendant que l'enfant était étendu dans sa couche de plâtre, se manifestèrent les signes d'une tuberculose intestinale, également se manifestèrent des eczémas, et, malgré des soins extrêmes, des abcès de décubitus se formèrent.

Dans cet état il attrapa à l'hôpital la coqueluche et par suite fut isolé le 11 novembre 1897.

14 novembre : journellement de 10 à 20 quintes typiques avec émission de mucosités, par moment des vomissements. Le soir irrégulièrement, augmentation de la température. Le malade reste enjoué.

Les abcès de décubitus sont en voie de guérison

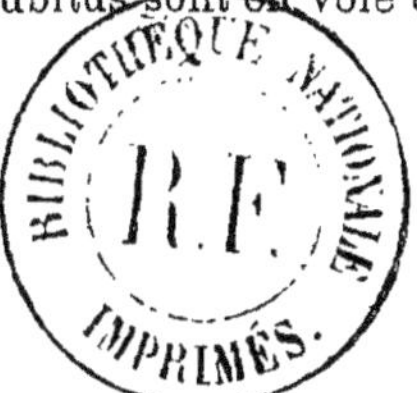

20 novembre. — Attaques de toux très fréquentes, souvent, vomissements abondants, abcès guéris.

21 novembre. — De 20 à 30 quintes. Elles sont très violentes, durent de 2 à 4 minutes avec forte cyanose et inspiration sifflante.

Les attaques finissent habituellement par des vomissements et l'expectoration de beaucoup de mucus. Entre les quintes, le malade est tout à fait enjoué.

Le 28 novembre. — Peu après une violente attaque de toux accompagnée de forts vomissements se produisit soudain une crise d'étouffement avec cyanose rapidement croissante, grande agitation, respiration stridente et pouls faible. Avec cela se produisait constamment un besoin de tousser avec un effort de toux faible et superficiel. Au début on pensa à une simple aspiration de contenu stomachal, d'autant plus qu'on pouvait avec le doigt retirer du gosier des débris alimentaires. L'examen des poumons ne donnait rien d'anormal à part de très rares râles et sibilances.

Après environ quinze minutes, complète inconscience et rapide apparition d'une hémi-parésie latérale gauche, facial compris. L'œil gauche n'est plus fermé entièrement. Les plis frontaux et labiaux du côté gauche sont entièrement effacés. La commissure gauche se trouve plus basse que la droite. Dans l'ensemble des mouvements expressifs, la moitié gauche du visage reste en retard. Le bras gauche est dans une attitude courbe, tenu sur la poitrine et seulement très peu remué. Quant à l'articulation cubitale le spasme est tel qu'il faut une certaine violence pour l'étendre.

La jambe gauche est un peu infléchie, elle est peu agitée.

La paralysie du côté gauche apparut d'une façon particulièrement remarquable pendant une période d'agitation considérable ; le malade se roulait dans son lit, et gigotait du bras et de la jambe droite tandis qu'il pouvait à peine remuer les extrémités gauches. La pupille gauche réagissait à peine.

Emission involontaire de l'urine et des selles.

Après quelque chose comme une heure, subite apparition de convulsions cloniques dans le côté paralysé ; environ 50 à 60 secousses distinctes par minutes, lesquelles s'étendent à toute la moitié gauche du corps. Ces secousses cloniques durèrent environ 2 heures et la mort s'ensuivit.

Le diagnostic clinique disait: spondylique lombaire, coqueluche, hémorrhagie cérébrale.

L'autopsie donna comme résultat: cerveau excessivement hyperhémique et un peu œdématié, substance blanche rose-rouge, substance grise sombre entre le brun et le rouge faisant un peu hernie à la section. circonvolutions aplaties ; rien d'anormal à la base.

Au plancher du quatrième ventricule, à droite de la ligne médiane et à peu près dans la région de l'aile grise se trouvent deux épanchements sanguins complètement frais et de la grosseur d'un grain de chènevis ou d'un grain de millet. Dans la fossette losangique et la protubérance, il y a encore de rares épanchements ponctiformes, à part cela rien d'anormal dans le cerveau.

Le cœur présentait une hypertrophie du ventricule droit, cependant toutes les valvules étaient tendres et sans modifications.

48. — Convulsions, hémiplégie gauche, anesthésie des extrémités, mort au cours de coqueluche. — Rilliet et Barthez. (*Trait. clin. des mal. de l'enfance*, 1843, t. ii. Art. Coqueluche, p. 215).

Une petite fille âgée de 4 ans était arrivée au 21e jour de la deuxième période d'une coqueluche très intense ; elle avait depuis quelques jours beaucoup d'irascibilité et de tendance à l'assoupissement, lorsque tout à coup et sans cause connue elle fut prise de convulsions générales qui durèrent 5 minutes. A la fin de l'accès elle rendit une grande quantité de salive ; quelques minutes après la cessation des convulsions la sensibilité était abolie aux extrémités, les pupilles dilatées mais encore contractiles, le côté gauche était dans un état de résolution presque complet ; elle remuait le côté droit et la jambe mais non par secousses saccadées.

Trois quarts d'heure après le premier accès il en est survenu un second qui a duré sans interruption jusqu'à la mort qui a eu lieu 4 heures après le début des premiers accidents. Pendant toute la durée de cette deuxième attaque, les pupilles étaient dilatées, non contractiles, les globes oculaires tournés en haut, les avant-bras dans un mouvement presque constant.

Peu avant la mort l'agitation du bras avait cessé, la peau était rouge, moite, chaude ; les lèvres un peu violacées, le pouls petit battait 144. Un très grand nombre de quintes imparfaites, sans sifflement, avec rejet incomplet de crachats salivaires ocrés qui ne pouvaient dépasser les lèvres, se répétaient tous les quarts d'heure.

49. — Hémiplégie gauche. Mort. — Hopkinson (*Brit. med Journ.*, 1894, t. ii) rapporte un cas d'hémiplégie gauche avec mouvements rythmés du bras droit, qu'il attribue à une hémor·rhagie cérébrale, dans le cours d'une coqueluche compliquée de broncho-pneumonie. Le cas fut mortel, mais l'autopsie ne put être faite (d'après le mémoire de M. Leroux).

50. — Hémiplégie gauche. Guérison.

Hénoch (Vorlesungen über Krankheiten) a observé un cas dans lequel immédiatement après une quinte de coqueluche survinrent les convulsions et le coma qui, après une durée de neuf heures, furent suivis d'une hémiplégie gauche. Cette dernière disparut après plusieurs semaines.

Hénoch conclut à une hémorrhagie cérébrale suivie de guérison.

51. — Hémiplégie gauche. Guérison. — Théodor (de Kœnigsber) (*Archiv. f. Kinder*, t. xx).

Garçon de 5 ans, entré à l'hôpital pour une angine scarlatineuse d'aspect gangréneux avec coqueluche et broncho-pneumonie de la base gauche. Six jours après, l'enfant fut trouvé un matin dans un état semi-comateux avec les yeux convulsés, les dents serrées.

L'examen montra l'existence d'une hémiplégie gauche qui persista pendant dix jours. Il n'y avait rien du côté du facial, l'enfant guérit.

Le cœur était sain, et les urines ne renfermaient pas d'albumine.

52. — Hémiplégie gauche Neurath. — (Wiener *Klinisehe Wochenschrift*, 1896).

R. C..., 6 ans, a eu la coqueluche pour la deuxième fois en 1894 avec paralysie du côté gauche.

53-55. — Hémiplégie chez l'adulte.

A la suite de la communication du cas de Bernhardt au Club médical viennois, Leyden dit qu'il avait observé trois fois de l'hémiplégie à la suite de la coqueluche chez des adultes. Il ajouta que la coqueluche était toujours grave pour les adultes.

Les autopsies n'avaient pu être faites, mais le mode d'apparition et toute l'évolution des paralysies feraient conclure à des apoplexies.

PARAPLÉGIES

Hémiplégie gauche, puis droite. Mort. Hyperhémie cérébrale et congestion inflammatoire. Deux foyers de ramollissement dans chaque hémisphère. — Jarke (*Archiv. fur Kinderheilkunde*, t. xx, p. 212).

Une fillette de 7 ans, atteinte de coqueluche depuis plusieurs semaines, est prise lentement d'hémiplégie gauche, qui com-

mence par la jambe, puis se généralise. Plus tard apparaissent
une déviation conjuguée des yeux et de la tête à droite, des
troubles de la déglutition, puis une paralysie du côté droit.
Mort.

L'auteur crut à un tubercule ou à une tumeur de la protubérance : or l'autopsie donna tout autre chose. Voici ce qu'on
observa : coloration, troubles des méninges, hyperhémie cérébrale, deux foyers de ramollissement dans chaque hémisphère,
emphysème pulmonaire, gastro-entérite catarrhale, foie gras.
Les foyers de ramollissement sont symétriques : celui de la
région frontale a deux centimètres de diamètre transversal et
envahit toute l'épaisseur des circonvolutions frontales supérieure
et moyenne ; le foyer pariétal est plus grand, et comprend la
circonvolution pariétale et son voisinage.

L'examen microscopique démontre autour des foyers, des
modifications inflammatoires très nettes : diapédèse, agglomération des cellules, épaississement et infiltration des parois
vasculaires par des micro-organismes. Les vaisseaux ne présentent ni thrombose, ni embolie ; pas de tubercule, pas d'hémorrhagie ancienne dans les foyers de ramollissement ni autour
d'eux (in *Mémoire* de M. Leroux).

57. — Paraplégie. Aphasie. Hémiplégie spasmodique droite
consécutive. Kassirer (*Allgemeine medicinische Centralzei-
tung*, 1896, n° 11).

M. Kassirer a présenté un garçon de 4 ans qui en 1893 présenta de la fièvre, des vomissements, des convulsions en
connexion avec une coqueluche. Il se développa une paralysie
de la moitié gauche du corps avec difficulté de la déglutition. A
droite se produisirent des symptômes de paralysie plus faibles.
Le gamin ne pouvait plus ni parler ni courir. L'une et l'autre
fonction revinrent et le côté gauche s'améliora. Par contre la
paralysie du côté droit augmenta. En mars 1895 persistait une
évidente hémiplégie spasmodique du côté droit. Il faut remarquer d'abord cette bilatéralité des symptômes qui n'est pas sou-

vent décrite dans les paralysies infectieuses ; ensuite la rétroces-
sion de la paralysie gauche et l'accroissement de la paralysie
droite, finalement certains mouvements du côté paralysé. Au
repos ces mouvements sont minimes, mais quand l'enfant joue
ou pleure, quand il entre dans un état émotionnel quelconque,
ces mouvements involontaires sont, dans les extrémités droites,
tellement forts que par exemple son bras fait tomber de la table
tout ce qui se trouve à sa portée.

58. — Paraplégie complète. — Paralysie faciale droite. —
Aphasie. — Guérison. — Schreiber (Des affections cérébrales
au cours de la coqueluche, *Jahrb. f. Kinderh.*, xxvi. n° 1,
1899).

Fillette de 2 ans, en bon état de nutrition, fut atteinte de coqueluche en même temps que sa sœur. Les quintes se produisirent chez elle d'une façon très violente et il s'y associa un
jour des convulsions qui ne firent que s'accroître. Pour obvier
aux convulsions l'enfant reçut un narcotique (morphine à très
petite dose). Deux jours après tandis que les convulsions conti-
nuaient absolument sans changement, l'enfant devenait tout
d'un coup après une quinte violente complètement apathique.
Il ne parlait pas, ne remuait pas les extrémités, ne prenait aucune nourriture et vomissait continuellement. Incontinence
d'urine et des matières. Les quintes de toux étaient constamment accompagnées de convulsions dans toutes les extrémités.
En même temps se produisait une parésie faciale du côté droit,
les pupilles ne réagissaient plus, les autres réflexes étaient également supprimés. Au début fièvre modérée (jusqu'à 39° 5), mais
qui dura 2 jours. D'abord on était enclin de supposer une
méningite puis on dut, comme l'état n'empirait pas, laisser de
côté ce diagnostic. Deux jours plus tard la fillette était pour
la première fois exempte de convulsion, cessa de vomir et re-
prit de la nourriture. Huit jours plus tard elle commença à
prononcer quelques mots et à faire des tentatives pour marche. Depuis lors l'état n'a pas cessé de s'améliorer.

59. — Convulsions, syncopes, parésie des jambes et des muscles du cou, au cours d'une coqueluche grave. Guérison Baumel (*Revue des maladies de l'enfance*, décembre 1889) (Résumée).

Madeleine B... 1 an. Coqueluche grave ; quintes fréquentes, intenses, bouffissure de la face, vomissements. Vers le 15e jour de la maladie le 26 février l'enfant est prise de somnolence, d'hébétude, état semi comateux, dont elle ne sort guère qu'au moment des quintes. Dans la nuit suivante, syncope. L'enfant ne revient à la vie qu'après une demi-heure ou trois quarts d'heure de respiration artificielle et des révulsifs cutanés ; et pour être prise de convulsions généralisées. Elle présenta alors une forte fièvre. Le 3 mars, nouvelle syncope qui dure un quart d'heure, suivie d'une période d'agitation puis de coma absolu. Depuis 3 jours on remarquait que ses jambes fléchissaient sous elle quand on la mettait droite dans son lit, et que sa tête retombait inerte. Depuis le 26 février l'état d'hébétude où elle était tombée persistait, elle ne parlait plus, ne savait même plus appeler par signes.

Le 7 mars, l'état s'améliore, l'enfant se reprend à dire distinctement papa, maman. Les quintes sont encore très nombreuses (28 en 24 heures).

La guérison s'établit ensuite rapidement après un changement de climat ; elle est définitive à la fin de la première semaine d'avril.

60. — Paraplégie. Athétose. — Sachs (*Wolkmann's Vortræge*, 1892).

Une malade de 28 ans présenta à l'âge de 13 mois, au cours d'une coqueluche, une paralysie des deux côtés.

A 28 ans, il persiste encore une diplégie spasmodique, de l'athétose des deux mains et une notable imbécillité.

61. — Paraplégie. Paralysie faciale droite. Aphasie. Amélioration. — Neurath (*Wiener Klinische Wochenschrift*, 1896).

Une fillette âgée de 2 ans et demi, au troisième mois de sa coqueluche, est prise de convulsions violentes, durant 36 heures, au réveil paralysie de tous les membres, paralysie faciale légère à droite ; aphasie.

Trois mois après ! amélioration est notable.

PARALYSIES BULBO-PROTUBÉRANTIELLES

62. — Hémiplégie alterne : hémiplégie droite, paralysie faciale gauche ; paralysie des deux nerfs moteurs communs, au déclin d'une coqueluche.— Ch. Leroux (*Journal de clinique et de thérapeutique infantile*, 1898, n°s 13 17).

Louis M..., 4 ans et demi. Père et mère bien portants. Pas de tuberculose, ni de syphilis. Enfant né à terme ; jusqu'à trois ans, santé bonne, à cet âge, scarlatine assez grave, maladie de deux mois sans albuminurie.

A 4 ans, en juin 1895, coqueluche , quintes très intenses, fréquentes, prolongées ; à chaque quinte l'enfant se cyanose et à plusieurs reprises perd connaissance. La coqueluche est fébrile au début ; la période des quintes dure cinq semaines.

Vers le déclin de cette période, alors que les quintes ont diminué de fréquence et d'intensité, vers le milieu de juillet, la mère remarque que de jour en jour le côté droit du corps faiblit ; le bras et la jambe sont en partie paralysés ; la marche devient difficile. Quelques jours après la paupière supérieure de l'œil gauche est abaissée et se relève difficilement, l'enfant ne peut plus du tout ouvrir l'œil. En relevant la paupière, la mère remarque que l'œil est dévié.

Presque en même temps, survient une déviation de la face, abaissement de la commissure gauche ; la mère remarque que l'enfant grimace à droite et pas à gauche, et que la salive s'écoule le long de la commissure gauche. Les symptômes paralytiques augmentent progressivement.

L'enfant est conduit au dispensaire le 28 décembre 1895 ; à cette époque, on constate :

1° Une hémiplégie droite, incomplète, portant sur le bras et la jambe ; le malade marche en fauchant et doit être soutenu pour ne pas tomber ; réflexes affaiblis, pas de contractures. Côté gauche sain. La sensibilité générale et spéciale est intacte des deux côtés.

2° Une paralysie faciale gauche, paraissant porter sur le facial inférieur.

3° Du côté des yeux : œil gauche : paralysie complète de la troisième paire avec ptosis complet, pupille normale ; œil droit : paralysie du droit supérieur, du droit interne, du droit inférieur, papille paresseuse, pupille intacte, bien que des deux côtés les veines soient augmentées de calibre.

L'intelligence paraît normale ; mais l'enfant est apathique et somnolent ; réservoirs intacts, pas d'incontinence.

En somme paralysie progressive et lente débutant, au déclin d'une coqueluche, par une hémiplégie droite, puis gagnant la troisième paire et le facial gauche, puis enfin la troisième paire droite.

Les symptômes paralytiques restent à peu près identiques, puis l'enfant s'affaiblit progressivement. Nous le perdons de vue ; mais la mère nous écrit que le petit malade est devenu de plus en plus somnolent et a succombé le 20 mars.

63. — Paralysie de la sixième et de la septième paire dans le cours d'une coqueluche. Drs Frédérick et A. Craig. (*Brit. Med. Journ.*, 1896, p. 1441).

Enfant de 3 ans, 4 mois. Pas de syphilis, pas de tuberculose ; coqueluche en septembre 1895. Un jour durant un paroxysme de coqueluche, hémorrhagie par la narine gauche. En octobre, la mère remarque que l'enfant louche de l'œil gauche et que la face est particulière quand l'enfant crie. Le 11 novembre, deux mois après le début de la coqueluche, et cinq semaines après le début de la paralysie, facies caractéristique de la paralysie faciale. Le muscle droit externe gauche est paralysé, d'où strabisme interne. En janvier, la santé est parfaite, mais la paralysie n'est pas améliorée.

L'auteur croit à un foyer hémorrhagique intéressant le noyau de la sixième paire et les fibres du facial qui le contournent.

MYÉLITES

64. — Paralysie des membres inférieurs. Guérison. — Bernhardt (*Deutsche medicinische Wochenschrift*, 1896).

Fillette de 5 ans, prise de coqueluche au milieu de février 1892. Le dixième jour de sa maladie, après une toux violente, le père constata la paralysie des membres inférieurs avec contracture des deux côtés. Pas d'élévation de la température, pas de convulsions, aucun symptôme cérébral. Les membres supérieurs sont exempts de paralysie. Les réflexes rotuliens sont exagérés des deux côtés. La sensibilité tactile, à la température et à la douleur, est au contraire diminuée. Il n'y a pas de paralysie proprement dite des sphincters anal et vésical, mais il y a quelques troubles de la miction.

Un mois après, l'amélioration commence et s'accentue en juin. En août, l'enfant pouvait marcher seule. En 1896, quatre ans après le début de la maladie, la guérison n'est pas complète, il persiste encore quelques troubles de la locomotion et un peu de parésie vésicale, mais sans incontinence. L'enfant traîne surtout le membre inférieur droit, il n'y a pas d'atrophie musculaire.

L'auteur pense que tous ces symptômes se rattachent à l'évolution d'une myélite.

65. — Paraplégie des membres inférieurs. — Mœbius (*Centralblatt fur Nervenheilkunde und Psychiatrie*, 1887).

Une fillette de 2 ans 1/2 est amenée à la polyclinique pour une paralysie des membres inférieurs développée au cours d'une coqueluche fébrile. Au moment de la chute de la fièvre on constatait l'existence d'une paraplégie molle des membres inférieurs avec absence bi-latérale du réflexe du genou ; dans la région du nerf péronier on trouva la réaction de dégénérescence. Mœbius pense qu'il s'agit, dans ce cas, d'une poliomyélite aiguë due à une coqueluche fébrile infectieuse.

PARALYSIES PÉRIPHÉRIQUES

66. — Paralysie faciale droite, au cours d'une coqueluche, mort.

Autopsie : Carie du rocher. (Piron, *thèse* de Paris, 1867.)

Louette Marie, âgée de cinq ans, entre à la salle Sainte-Mathilde le 27 avril. Malade depuis 15 jours seulement, elle a des quintes de coqueluche au nombre de 15 ou 20 dans les 24 heures. Elle a 140 pulsations. La peau est chaude et moite. Elle mange assez bien mais vomit tout ce qu'elle prend à la suite de ses quintes. A l'auscultation on entend des ronflements et des râles humides surtout au sommet droit.

Elle reste pendant tout le mois de mai avec des quintes toujours très fortes et très nombreuses et suivies de vomissements. La diarrhée vient s'y ajouter vers le milieu du mois.

Le 31 on s'aperçoit que l'enfant a de la paralysie à la face droite qu'on attribue à un courant d'air.

5 juin. Respiration bronchique au sommet droit.

18 juin. Fièvre vers le soir. Pouls 144. Le souffle au sommet droit a augmenté de force et s'accompagne de râles humides. La face est bouffie, les paupières œdématiées. Le pied droit est aussi le siège d'un œdème peu marqué. Le ventre est gros, dur, mais assez sonore. Pas d'albumine dans les urines.

Le 20, au soir. Le pouls est très fréquent et faible, 156 à 160 par minute. Respiration, 48. L'œdème de la face a augmenté et la déviation paralytique en paraît plus prononcée.

L'enfant maigrit et pâlit. Diarrhée verte 4 à 5 fois par jour. Toux quinteuse, sans reprises sifflantes. A l'auscultation la respiration est soufflante dans le tiers inférieur. Matité à ce niveau et dans l'aisselle ; son plutôt augmenté vers le sommet. En avant matité au niveau de la région précordiale.

Respiration faible, le cœur bat en dedans du mamelon.

24 juin. 108 pulsations, 32 respirations. Râles à la partie moyenne du poumon gauche, quelques-uns aussi à droite.

Les signes d'un épanchement encore peu abondant se confirment. Le ventre est gros, par la pression on sent le gâteau intestinal que Grisolle a décrit dans la péritonite tuberculeuse.

22 juin. Traces d'albumine dans l'urine.

25 juin. L'œdème de la face a beaucoup diminué. Il y a plus de son à gauche, le souffle persiste, mais moins fort.

7 juillet. Elle tousse moins. Pas de chaleur, pouls fréquent, 160. Toujours un peu de souffle et submatité à la base gauche.

17 juillet. Pouls 174, n'a plus de quintes, mais s'affaiblit beaucoup.

Mort le 19.

Autopsie : A l'ouverture de la poitrine un peu de liquide citrin dans les deux plèvres. Celle du côté gauche présente quelques adhérences à la paroi costale, du reste sans tubercules sous pleuraux. Les poumons sont un peu emphysémateux en avant et parfaitement sains. Rien dans les bronches, la trachée et le larynx. Il y a de la matière tuberculeuse dans les ganglions du médiastin.

La masse intestinale ne fait qu'un avec le foie. Tout cela est très adhérent à la paroi abdominale antérieure par des fausses membranes noirâtres et résistantes. La surface péritonéale est couverte de granulations tuberculeuses. Les ganglions mésentériques sont aussi tuberculeux.

Le foie est très adhérent au diaphragme, il a sa coloration normale, ne présente rien de morbide à la coupe.

A l'ouverture du crâne on constate au niveau du rocher une coloration vert noirâtre de la dure-mère qui est épaisse à ce niveau et a une odeur très fétide.

La partie correspondante du cerveau présente un ramollis-sement et une coloration grisâtre de la substance cérébrale. Les nerfs facial et auditif sont dilacérés, comme infiltrés de pus dès le point où ils touchent le rocher.

La lame compacte supérieure de celui-ci n'existe plus et pré-sente une coloration noirâtre jusqu'à la base, il est profondé-ment altéré par une carie ancienne dans toute son épaisseur. L'oreille moyenne et interne ne font qu'une. Tout le rocher est creusé de vacuoles circonscrites par quelques trabécules très minces. La carie se prolonge dans les cellules mastoïdiennes.

67. — Amaurose par névrite optique. — Alexander (*Deutsche medicinische Wochenschrift*, 1888).

Fille de 12 ans, coquelucheuse, se plaint de céphalée et d'obscurcissement de la vue vers le milieu de septembre. L'état s'aggrave jusqu'au 3 octobre, jour où existe une cécité absolue.

Les pupilles sont dilatées, immobiles, sans réaction à la lumière.

Double névrite optique ; gonflements légers des deux papilles dont les contours ont perdu leur netteté. Pas d'hémorrhagie rétinienne. Séton à la nuque, iodure de potassium.

Au bout de 5 jours la céphalée a disparu, la pupille gauche commence à réagir à la lumière ; quelques jours plus tard, la droite. En même temps la malade distingue quelques objets. Amélioration progressive des fonctions visuelles ; atténuation de la névrite optique. Le 25 novembre la malade peut lire quelques mots du 12 de Jœger. Acuité visuelle 17/100. Il existe un certain degré d'atrophie de la papille ; l'auteur n'ose espérer la guérison complète. Injection de strychnine.

L'auteur admet ici une névrite optique descendante consé-cutive à une méningite de la base ; la méningite aurait guéri.

68. — A. Juraz (de Heidelberg) *(Jahrb. fur Kinderh.* xiv) a rapporté un cas de paralysie des muscles crico-arythénoïdiens postérieurs consécutive à la coqueluche.

69. — Gibb *(London Gazette*, 1861) dit avoir observé souvent un affaiblissement plus ou moins prolongé de l'ouïe à la suite de coqueluche de longue durée, et cela sans qu'il y eût de rupture du tympan.

70-73. — Coqueluche comme cause de surdité. — Fals *(Zeitschr. für Ohrenheilk.*, t. xv) a rapporté quatre observa-tions de la clinique de Burnett. Dans trois on avait vu survenir plus ou moins longtemps après la coqueluche une surdité de l'une ou des deux oreilles avec abolition de la perception osseuse et intégrité apparente de l'oreille externe et moyenne. Il s'agit pour l'auteur d'une affection labyrinthique. De même dans le quatrième cas, bien qu'on observât une otite moyenne suppurée qui ne serait pour Falls qu'une complication.

74. — Ambliopie au cours de la coqueluche. — Knapp *(Arch. für Ohr. und Augenheilk,* 1876) a vu l'ambliopie par suite d'ischémie rétinienne au cours de la sixième semaine de sa coqueluche. Malheureusement lorsque l'enfant mourut de pneumonie, l'autopsie fut refusée, de sorte qu'on ne peut dé-montrer si l'ischémie était due à un épanchement sanguin supra vaginal avec compression du nerf optique ou bien simplement à la diminution de l'impulsion cardiaque.

75. — Hémianopsie au cours d'une coqueluche. — Dugas (*Schmidt's Jahrbücher*, 1839).

Petite fille de 6 ans. Le pouvoir visuel d'un œil disparut complètement après une quinte. A l'examen on trouva les deux chambres de l'œil pleines de sang.

76. — Paralysie des membres inférieurs. — Surmay (*Arch. gén. de médecine*, 1865).

Il s'agit d'une fillette de 5 ans qui fut prise, à la suite d'une fièvre muqueuse de moyenne intensité, d'une paralysie des membres inférieurs, qui alla en s'améliorant; la marche était devenue presque normale. Six mois après l'enfant fut atteinte de coqueluche épidémique. Pendant la convalescence de cette dernière maladie, la faiblesse des membres inférieurs reparut. « Cette fois, dit Surmay, l'affaiblissement était plus marqué qu'après la fièvre muqueuse ; les pieds restaient pendants, c'est à peine si l'enfant les relevait un peu. La petite fille marchait seule, mais sa démarche était mal assurée, les pieds ballants, la pointe rabotant la terre et le poids du corps tordait les pieds en dedans. Je constatai une paralysie presque complète des muscles releveurs et abducteurs des pieds et des muscles moteurs des orteils. L'état est le même deux mois après, l'électricité appliquée alors ne fit rien ; les muscles ne se contractaient pas.

77. — Polynévrite au cours d'une coqueluche. — Mœbius (*Centralb. für Nervenheilk.*, mars 1889, n° 5, p. 129).

Oscar W..., trois ans, admis le 23 novembre 1886 à la polyclinique médicale de l'Université de Leipsig, atteint de coqueluche intense avec vomissements, syncope. A la sixième semaine, l'enfant, depuis quelques jours, refuse de marcher; les genoux fléchissent dans la station debout ; pas de douleurs ; assis, l'enfant exécute tous les mouvements ; réflexe patellaire à droite diminué, normal à gauche. L'excitabilité électrique nerveuse et musculaire est normale ; la sensibilité n'est pas diminuée. L'enfant sort.

Le 13 décembre, l'enfant revient dans un état plus grave. Les membres inférieurs ont plus de force, mais la paralysie a frappé la moitié supérieure du corps. Les bras retombent mous et paraissent complètement paralysés ; la mère affirme que chez lui l'enfant se servait encore de ses bras. En réalité, l'enfant pressait bien les objets à la polyclinique quand il ne se croyait pas observé ; mais pourtant les mouvements des épaules et surtout des abducteurs des bras sont diminués. Les muscles abdominaux et dorsaux ne sont pas atteints. Les muscles cervicaux sont entièrement inactifs et la tête est entraînée en avant par son poids aussitôt qu'un essaye de la redresser.

Finalement le diaphragme est paralysé à son tour, et, pendant que la partie supérieure du thorax s'élargit à l'inspiration sous l'action des intercostaux, l'épigastre, au contraire, s'enfonce. La voix de l'enfant est devenue faible, selon la mère; il peut boire et manger, quoiqu'il avale de travers de temps en temps. Pas d'atrophie ni d'anesthésie. Le réflexe du ventre est peu marqué, celui du crémaster normal des deux côtés. Les réflexes tendineux des quatre membres sont abolis. La mère affirme l'absence de troubles de la vessie et du rectum.

Les jours suivants, l'état est le même, la respiration est péni ble, la face cyanosée ; la bronchite est plus intense. La toux devient impossible et s'accompagne de suffocation. L'enfant se nourrit peu. Dès le 17 décembre, une amélioration se produit. La tête est bien maintenue par les muscles cervicaux ; à l'inspiration, l'épigastre s'élargit; la bronchite disparaît et la guérison s'établit peu à peu. En janvier l'enfant joue assis par terre. Quelque temps après il est ramené à la polyclinique ; il n'y a plus de paralysie, mais les réflexes tendineux sont encore abolis.

78. — Polynévrite aiguë généralisée survenue au cours de la coqueluche. (A. Moussous. *Soc. Méd.*, Bordeaux, 12 mai 1891.)

Enfant de 18 mois, toujours bien portant jusqu'à l'apparition de la coqueluche; particulièrement, pas de mal de gorge, pas de fièvre éruptive. Au cours de la coqueluche, le 10 février, accès de fièvre, trois crises convulsives. Le lendemain, paralysie des membres inférieurs, incomplète ; l'enfant peut les lever, lorsqu'il est étendu, mais les mouvements paraissent pénibles et ne s'effectuent que mollement ; sensibilité parfaite.

Le 11 février, la fièvre persiste, moins intense ; rien dans la gorge, pas d'éruption ; faiblesse des bras.

Le 12 et le 13, les phénomènes paralytiques gagnent les muscles du tronc et de la nuque. Le 14, nasonnement de la voix et rejet par les narines des liquides ingérés. La fièvre est tombée.

Pendant la période d'extension, de généralisation des troubles de la motilité, il n'y a ni agitation insolite ni cris exagérés traduisant de vives souffrances ; il n'y a pas de prostration, de somnolence, de vomissements ; l'intelligence paraît conservée, les fonctions de la vessie et de l'intestin s'opèrent régulièrement.

Notre examen nous permet de vérifier la plupart des faits qui viennent de nous être rapportés. Les troubles moteurs des membres inférieurs et des membres supérieurs sont des plus nets ; lorsqu'on pique l'enfant, il retire son pied ou sa main, mais il est incapable de garder un objet dans les doigts, de se soutenir sur ses jambes. Les mouvements des articulations sont absolument libres, il n'y a ni raideur musculaire, ni amyotrophie ; quant aux réflexes, on ne peut les explorer, en raison justement du caractère incomplet de la paralysie qui laisse à l'enfant la possibilité de prendre des attitudes où cette exploration n'est pas praticable.

Lorsqu'on place l'enfant dans la position assise, sa taille s'affaisse, sa colonne vertébrale s'incurve en avant ; si l'on ne soutient sa tête, celle-ci retombe sur la poitrine. Les muscles des gouttières vertébrales de la nuque participent à l'état de parésie des muscles des membres.

L'exploration de la gorge ne décèle aucun état inflammatoire, mais le voile du palais tombant semble porté en avant :

la luette est grosse et pendante. On ne parvient par attouche-
ment, à provoquer aucune contraction réflexe du voile musculo-
membraneux. Il n'y a pas de paralysie des muscles de la face.
Nous faisons placer un vésicatoire le long de la colonne vertébrale et prescrivons une potion au quinquina et à l'ergotine.

Le 26 février. Même état, mais l'enfant respire difficilement:
l'expiration est très prolongée. On entend des ronchus et des
sibilances à l'auscultation. Ce fonctionnement respiratoire
irrégulier paraît tenir à l'état de paralysie des muscles inspira-
teurs et expirateurs. Le diaphragme, dont le jeu est parfaitement conservé, faisant à lui seul l'appel de l'air dans la cage
thoracique. L'impotence des forces expiratrices est, du reste,
très nettement décelée par la faiblesse de la voix, l'impossibi-
lité où l'enfant est de crier, d'éteindre une bougie en soufflant.

Le 28 février. Les troubles respiratoires sont des plus alar-
mants : l'expiration est très lente, la poitrine est encombrée de
râles qu'on entend même à distance, le diaphragme reste pourtant régulier dans ses contractions. Il n'y a pas la moindre
fièvre. Par moment, la face et les extrémités prennent une
teinte cyanotique. Les battements du cœur sont réguliers.

Le 3 mars. A notre grand étonnement, nous trouvons une
attitude beaucoup plus correcte de la tête. L'enfant commence
à se redresser, la respiration est plus facile, les aliments cessent d'être rejetés par les narines.

Le 10 mars. La voix est moins faible, les bronches sont plus
libres. L'enfant se sert un peu de ses mains.

Le 17 mars. L'amélioration est considérable : il n'y a plus de
toux, la respiration est régulière, on n'entend plus de râles
à l'auscultation, la rectitude de la tête est parfaite, la voix
et les cris sont normaux ; l'enfant essaie même de marcher
lorsqu'on le soutient.

Le 15 avril. On nous le ramène une dernière fois : la guérison est complète. Depuis quelques jours, il a retrouvé l'usage
régulier, bien coordonné de tous ses muscles. Rien dans son

attitude, dans sa marche, dans ses gestes, ne trahit plus les troubles profonds de la motilité dont il était frappé.

Pendant le cours de la maladie, le 20 mars, nous avons adressé le petit malade au service électrothérapique de l'hôpital Saint-André. On y constata, d'après la note écrite, qui nous fut remise, une diminution très marquée de l'excitabilité faradique pour tous les muscles atteints de paralysie ; certains d'entre eux étaient même presque inexcitables (triceps fémoral, péroniers latéraux, extenseurs des orteils). Avec cette diminution ou perte de l'excitabilité faradique, diminution aux courants galvaniques, pas de réaction de dégénérescence.

79. — Polynévrite suite de coqueluche. — L. Guinon (*Société médicale des Hôpitaux*, 12 juillet 1901).

Une fillette de cinq ans, Madeleine L..., m'est conduite à l'hôpital, parce qu'elle se plaint de douleurs de jambe auxquelles la mère attribue la faiblesse de l'enfant.

Elle est incapable de se tenir debout.

Elle est petite comme une enfant de trois ans ; elle est maigre et pâle, rachitique, car elle a le chapelet costal et le sternum saillant, le thorax évasé à sa base, le crâne un peu élargi, le ventre gros et mou.

Elle se présente dans le décubitus dorsal ; elle reste ainsi absolument inerte, et, si on l'engage à se mouvoir elle n'arrive à soulever que les avant-bras. On reconnaît immédiatement qu'elle est atteinte d'une paralysie très étendue.

Les membres inférieurs, qui attirent d'abord mon attention, sont immobiles ; quand on les touche, au niveau des cuisses, et surtout si l'on presse l'os, on provoque une vive douleur ; la flexion provoquée du tronc en avant paraît aussi douloureuse, sans qu'on puisse déterminer avec précision quelle est la partie douloureuse ; ce sont probablement les muscles de la cuisse et la fesse.

En effet, on meut facilement toutes les jointures, hanches et genoux, des deux côtés.

Les réflexes patellaires sont abolis des deux côtés.

Les réflexes plantaires sont seulement diminués surtout à droite.

L'impotence des membres inférieurs n'est donc pas absolue, bien que tout mouvement volontaire ait disparu.

Le tronc est immobile comme les jambes ; l'enfant ne peut ni se tourner sur le côté ni s'asseoir.

Même immobilité de la tête qui retombe en avant quand on assied l'enfant.

Le gros volume du ventre paraît dû en partie à la paralysie des muscles pariétaux.

De même, la paralysie des muscles intercostaux se manifeste par la suractivité du diaphragme et le type respiratoire ; le thorax se dilate énormément et presque uniquement par en bas au moment de l'inspiration.

Cependant il n'y a pas d'oppression quand l'enfant est au calme.

Les membres supérieurs sont faibles, mais ont tous leurs mouvemement. La face est respectée.

Les yeux paraissent intacts. Ni strabisme, ni modifications papillaires.

La langue est animée d'un tremblement fibrillaire, la pointe légèrement déviée à gauche.

La déglutition se fait bien, le voile du palais paraît intact.

L'état du cerveau paraît bon ; l'enfant pleure quand on l'examine trop longuement ou quand on touche ses cuisses, ou qu'on la fait asseoir, ce qui paraît douloureux ; mais elle se prête bien à l'examen ; elle a eu de l'agitation nocturne et même du délire avant son entrée ; depuis, elle est plutôt déprimée. Elle n'a pas de fièvre ; à part la douleur que je viens de signaler, il n'y a aucun trouble de sensibilité.

Le cœur est normal.

L'enfant tousse beaucoup ; je constate au sommet droit, en arrière, de la submatité et de la rudesse respiratoire.

Constipation depuis plusieurs jours, qui semble en rapport avec l'inertie des muscles abdominaux.

Il s'agit donc là d'une paralysie du cou, du tronc et des membres inférieurs.

Quelle est la cause de ce syndrome ? La première hypothèse qui vient à l'esprit est celle d'une diphtérie récente. La mère n'a rien observé de pareil.

En revanche, l'enfant a toussé beaucoup depuis quelque temps ; ses quintes de toux ont été accompagnées de crachats épais et verdâtres ; elles ont même provoqué des vomissements à plusieurs reprises ; enfin, la veille de l'entrée à l'hôpital, l'enfant a craché du sang.

Il ne semble pas discutable que cette enfant ait eu la coqueluche.

Comme maladie antérieure, on me signale une scarlatine (?) l'année dernière, et des atteintes répétées d'impétigo dont elle présente de vastes cicatrices à la tête, de même que des brûlures dont la cicatrice se voit aux jambes.

Pendant quelques jours, l'état se modifie peu.

Le 29 mars, la température s'étant élevée, on constate une congestion pulmonaire gauche, souffle, bronchophonie et râles sous-crépitants de la moitié inférieure en arrière ; skodisme sous-claviculaire.

Le 1er avril, on constate un léger retour de la motilité : l'enfant peut fléchir le pied sur la jambe, la jambe sur la cuisse, et la cuisse sur l'abdomen, cela aussi bien à droite qu'à gauche, mais avec une grande lenteur ; elle peut aussi imprimer une légère rotation aux deux membres ; elle maintient assez bien sa tête ; les réflexes sont toujours abolis. Le strabisme est plus marqué du côté droit.

Le 13 avril, on constate encore le souffle congestif du poumon gauche.

Le 17 avril, le strabisme diminue, et, parallèlement, toutes les paralysies s'atténuent ; les réflexes reparaissent un peu.

Le 30 avril, érythème noueux des jambes qui disparaît en cinq jours pour faire place à un érythème scarlatineux.

La scarlatine, bien caractérisée le 6 mai, est compliquée, le 7 d'angine membraneuse à bacille de Lœffler et cocci associés, traitée par l'injection de 20 centimètres cubes de sérum anti-diphtérique.

Malgré ces assauts successifs, l'enfant se maintient assez bien ; quand elle revient du service d'isolement, elle ne conserve de sa paralysie que l'attitude en extension des pieds, causée par la pression des couvertures.

Elle a repris tous ses mouvements ; elle n'urine plus au lit, mais elle ne peut se tenir debout que maintenue sous les bras.

Le ventre est toujours gros, et le foie volumineux. La circulation est peu active, car l'enfant est un peu cyanosée.

Examen électrique par M. Huet.

Membres inférieurs.

Dans le membre inférieur gauche on constate de la réaction partielle de dégénérescence dans tout le domaine du nerf sciatique poplité externe.

On ne trouve dans les muscles postérieurs de la jambe que de la diminution simple de l'excitabilité électrique, sans modifications qualitatives.

A la cuisse, la diminution de l'excitabilité est assez prononcée dans le vaste interne : elle ne s'accompagne pas de modifications qualitatives.

Dans le vaste externe, l'excitabilité électrique est moins diminuée ; elle ne présente pas également de modifications qualitatives.

Voici d'ailleurs l'examen électrique détaillé fait sur le *membre inférieur gauche.*

Nerf sciatique poplité externe : *C. faradique* : Minimum

de l'excitation à 100 millimètres. Contractions dans tous les muscles innervés par ce nerf assez bonnes en amplitude.

C. galvanique : Excitabilité un peu diminuée ; minimum de l'excitation à 6 Ma ; NFC>PFC et contractions vives.

JAMBIER ANTÉRIEUR : *C. faradique* ; contraction minima à 100 millimètres ; assez faible.

C. galvanique : 1ᵉ NFC à 4 Ma 5 ; 1ᵉ PFC à 3 Ma ; NFC<PFC et contractions assez lentes.

EXTENSEUR COMMUN DES ORTEILS : *C. faradique* ; contraction minima à 98 millimètres.

C. glavanique : 1ᵉ NFC à 7 M ; 1ᵉ PFC à 5 Ma ; NFC<PFC et contractions assez lentes.

LONG PÉRONIER : *C. faradique* ; contraction minima à 98 millimètres.

C. galvanique : 1ᵉ PFC à 4 Ma 5 ; NFC>PFC et contractions assez lentes.

PÉRIEUX : *C. faradique ;* contraction minima parait exister à 85 millimètres.

C. galvanique : L'excitabilité directe de ce muscle ne peut guère être constatée, en raison de l'hyperexcitabilité longitudinale de l'extenseur commun des orteils.

L'excitabilité longitudinale des muscles antéro-externes de la jambe est en effet augmentée : lorsque l'électrode est placée à la face antérieure de la jambe, au-dessus de l'articulation tibio-tarsienne, on obtient dans les muscles antéro-externes les premières contractions galvaniques à 2 Ma 5 ; ces contractions sont assez lentes et plus fortes à NF, comme il est de règle en pareil cas.

JUMEAU INTERNE : *C. faradique* : Contraction minima à 100.

C. galvanique : 1ᵉ NFC à 7 Ma. Contraction assez vive, mais faible, et NFC>PFC.

JUMEAU INTERNE. : *C. faradique :* Contraction minima à 102.

C. galvanique : 1ᵉ NFC à 8 Ma. Contraction assez vive, mais faible, et NFC>PFC.

L'excitabilité longitudinale de ces muscles ne paraît pas augmentée.

Vaste interne: *C. faradique* : Contraction minima à 90, contractions très faibles ;

G. galvanique : 1e NFC à 12 Ma. Contraction assez vive, mais très affaiblie ; NFC>PFC.

Vaste externe : *C. faradique* : Contraction minima à 110. Contractions assez bonnes.

C. galvanique : 1e NFC à 6 Ma. Contraction assez vive et assez forte ; NFC>PFC.

Dans le membre inférieur droit, les réactions électriques sont sensiblement les mêmes qu'à gauche.

Réaction partielle de dégénérescence dans les muscles antéro-externes de la jambe.

Diminution simple de l'excitabilité électrique, sans modifications qualitatives, dans les jumeaux.

Diminution simple de l'excitabilité électrique, sans modifications qualitatives, dans le vaste interne et le vaste externe. De ce côté l'excitabilité paraît notablement plus diminuée dans le vaste externe que du côté gauche.

Membre supérieur gauche. — Dans tous les muscles examinés (muscle des éminences thénar et hypothénar, muscles antérieurs et postérieurs de l'avant-bras, biceps, triceps et deltoïde), on ne constate pas de réaction de dégénérescence, mais seulement de la diminution simple de l'excitabilité faradique et galvanique. Cette diminution est plus accusée au courant galvanique qu'au courant faradique ; elle est notamment assez accentuée dans le biceps.

CONCLUSIONS

I. Les paralysies de la coqueluche ne sont pas absolument rares. Nous en avons réuni 79 observations.

II. Ces complications surviennent surtout chez des malades du sexe féminin, et toujours dans des cas de coqueluche grave : que cette gravité se manifeste par l'intensité des quintes, ou qu'elle soit liée au mauvais état général du sujet, à des inflammations broncho-pulmonaires concomitantes.

III. Le début de ces paralysies peut être brusque ou progressif.

IV. On observe à peu près tous les genres : monoplégies ; hémiplégies, paraplégies, anesthésies, cécité, surdité.

V. Le pronostic est grave. 2/5 seulement des cas ont guéri complètement : 2/5 ont laissée des infirmités incurables ; 1/5 des cas ont abouti à la mort dans un délai plus ou moins rapide.

VI. Les lésions constatées, en rapport avec ces paralysies, sont très variées : congestions cérébrales et méningées ; hémorrhagies méningées, cérébrales, médullaires ;

ramollissements cérébraux, méningites tuberculeuses, névrites.

VII. Ces paralysies ont pour point de départ pathogénique la toxi-infection de la coqueluche : l'action de l'effort considérée par certains auteurs comme jouant le rôle principal, n'est que secondaire et accessoire.

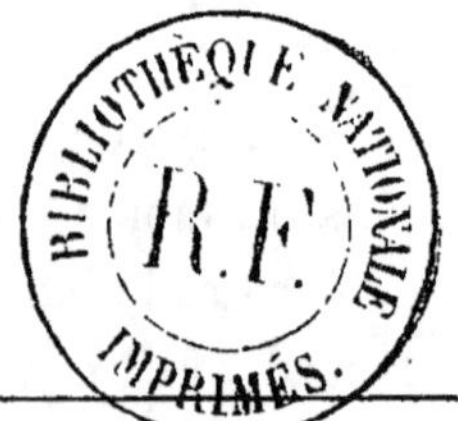